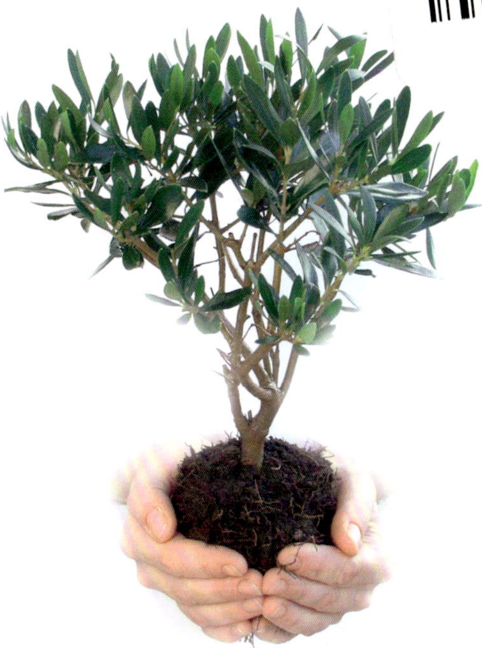

Olivenblattextrakte
- Altbewährte Heilmittel in der Praxis

Leiden Sie unter chronischen Krankheiten?
Entdecken Sie die vielseitige Heilkraft der Olivenblätter!

ISBN 3-200-00476-2

Double-U GmbH
Hauptstraße 108
A-1140 Wien
Telefon 0043-1-5772158
Telefax 0043-1-5772082
eMail: info@double-u.at

Olivenblattextrakte
Altbewährte Heilmittel in der Praxis
ISBN 3-200-00476-2
1. Auflage

www.olivenblattextrakt-buch.at
www.olivenblattextrakt-buch.de
www.olivenblattextrakt-buch.info

Umschlaggestaltung & Satzerstellung:
Bürgerle Kommunikation & Design, Olching

Photos:
MEV, Project Photos, Thomas Bürgerle, Heike Diehl

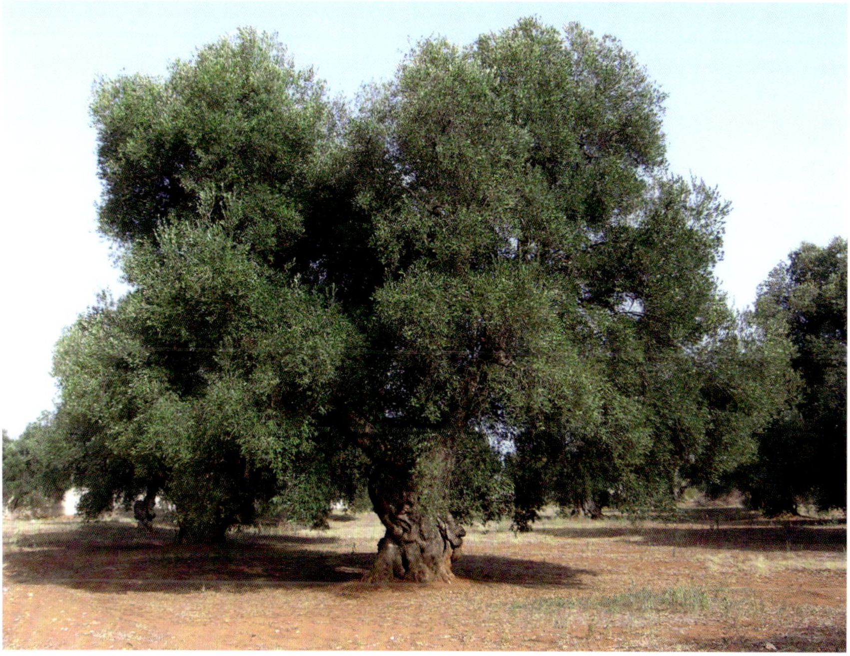

Autorin: Sophia Iming
Absolventin der Germanistik.
Später schloss sie eine TCM-Ausbildung (traditionelle chinesische Medizin) ab und arbeitet heute täglich mit Naturheilkunde. Sie engagiert sich zudem seit Jahren für die ganzheitliche Medizin und der Kombination von Schulmedizin und Naturheilkunde. Weiterhin ist sie als medizinische Journalistin und Übersetzerin tätig.

Behandlung von A bis Z

Olivenblattextrakte haben auf eine ganze Reihe von funktionellen und organischen Störungen im Körper äußerst positiven Einfluss. Die Anwendungspalette der Extrakte ist groß. Auch Krebspatienten und HIV-Kranke profitieren davon. Bei allen Erfolgen: Olivenblattextrakte sind keine Wundermittel.

Olivenblattextrakte zur Vorbeugung und zur Behandlung bzw. adjuvanten (begleitenden) Behandlung von A bis Z

Abwehrschwäche
AIDS
Allergische Diathese
Arterienverkalkung
Arthritis
Asthma bronchiale
Blasenentzündung
Blähungen
Bindehautentzündung
Bluthochdruck
Bronchitis
Burn-out-Syndrom
Candida-Befall
CFS (Chronisches Erschöpfungssyndrom)
Darmpilz
Ekzem
Erhöhter Cholesterinspiegel
Erkältung
Fibromyalgie (Weichteilrheuma)
Fieber
Fußpilz
Gerstenkorn
Gicht
Grippe
Hagelkorn
Hepatitis
Herpes
Herzrhythmusstörungen
Heuschnupfen
HIV
Infektanfälligkeit
Karies
Keuchhusten
Lupus
Lyme-Borreliose
Mandelentzündung
Masern
MCS (Multiple Chemische Sensibilität)
Morbus Parkinson
Multiple Sklerose
Mumps
Mundschleimhautentzündung
Mundsoor
Nagelpilz
Nasennebenhöhlenentzündung
Nesselsucht
Neurodermitis
Ohrentzündung
Parodontose
Parodontitis
Pfeiffersches Drüsenfieber
Rachenentzündung
Reizdarm
Rheuma
Röteln
Scharlach
Schnupfen
Schuppenflechte
Vaginalpilz
Völlegefühl
Warzen
Windpocken
Wurminfektion
Zahnfleischentzündung
Zuckerkrankheit

Vorwort

Die Informationen in diesem Buch zu Olivenblattextrakten beziehen sich auf die verschiedenen Anwendungsmöglichkeiten zur Vorbeugung von Krankheiten sowie zur Anregung bzw. Regulierung der körpereigenen Selbstheilungskräfte. Sie beruhen auf persönlichen Erfahrungen von Betroffenen, auf Erfahrungen naturheilkundlich orientierter Therapeuten (Ärzte und Heilpraktiker) und auf internationalen wissenschaftlichen Forschungsergebnissen. Es existieren jedoch nicht bei jeder erwähnten Anwendungsmöglichkeit klinische Studien zur Wirksamkeit von Olivenblattextrakten im Menschen.

Die Jahrtausende alten Heilwirkungen von Olivenblättern bzw. Olivenblattextrakten basieren auf traditionellen Überlieferungen und Heilverfahren und sind nach schulmedizinischen Kriterien wissenschaftlich nicht immer nachgewiesen oder anerkannt. Das Buch erteilt keine medizinischen Ratschläge und fordert weder direkt noch indirekt dazu auf, verordnete Medikamente gegen den Rat des behandelnden Therapeuten abzusetzen. Die Informationen und Anwendungserfahrungen können keine fundierte medizinische Beratung durch einen Arzt ersetzen. Es ist im Gegenteil sehr erwünscht, dass medizinische Fachkräfte konsultiert werden und dieses Buch als Anregung dient. Wer die hier gegebenen Empfehlungen umsetzt, handelt in eigener Verantwortung.

Die Absicht des Buches besteht lediglich darin, auf der Grundlage der Anwendungserfahrungen aus der Praxis und den neuesten Erkenntnissen weltweiter Forschungsergebnisse über dieses alte Heilmittel mit seinen vielseitigen positiven Eigenschaften zu informieren.

Alle Aussagen wurden nach bestem Wissen getroffen. Dennoch besteht kein Anspruch auf Vollständigkeit und Richtigkeit dieser Aussagen.

Danksagung

Bücher mögen zwar das Werk eines Einzelnen sein, sie entstehen aber niemals im luftleeren Raum. Alle Informationen in diesem Buch basieren auf den Arbeiten zahlloser Forscher weltweit, auf den Anwendungserfahrungen aus der Praxis vieler Therapeuten und naturheilkundlich orientierten Ärzten und Heilpraktikern sowie Patienten aus Deutschland, Österreich und der Schweiz. Mein herzliches Dankeschön geht an all jene, denen ich die geschilderten Forschungsergebnisse und insbesondere die praktischen Erfahrungen aus erster Hand mit dem Olivenblattextrakt flüssig verdank, speziell dem Unternehmen, das das Produkt als Erste auf den deutschen Markt gebracht hat und die mir all das vertrauensvoll für dieses Buch zur Verfügung gestellt haben. Ohne sie wäre dieses Buch niemals so praxisnah zustande gekommen. Auch all den Menschen, die mir Anregungen, Verbesserungsvorschläge und Ergänzungen geliefert haben, gilt mein besonderer Dank. Ganz besonders bedanke mich bei meiner achtjährigen Tochter für die Geduld und Vernunft, wie sie normalerweise von Kindern in ihrem Alter kaum erwartet werden kann. Sie musste mich während einer Reihe von Freizeitaktivitäten recht abwesend vorgefunden haben.

Ich wünsche mir, dass viele Menschen durch dieses Buch Zugang zu Olivenblattextrakten als einem jahrtausende alten Heilmittel finden und davon gesundheitlich profitieren können.

Sophia Iming
August 2005

Inhaltsverzeichnis

Inhaltsverzeichnis

Inhaltsverzeichnis

Einleitung

Seit Urzeiten spielen Heilpflanzen für das menschliche Wohlbefinden und die Gesundheit eine wichtige Rolle. Die Natur hat der Medizin die ersten Heilmittel geboten. Niemand bezweifelt, dass unsere Vorfahren eine Fülle von Heilpflanzen zur freien Verfügung

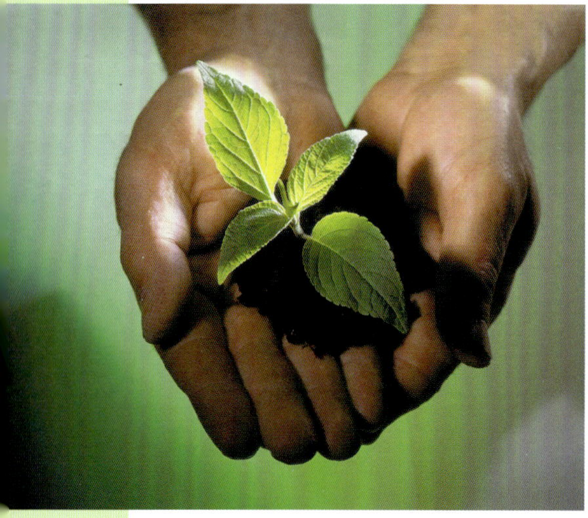

hatten und dass sie eine beachtliche Kenntnis über die Heilkräfte dieser Pflanzen besaßen. Es existierten bis ins 20. Jahrhundert in jedem Dorf und jeder ländlichen Gemeinde zahlreiche Bräuche, die mit der Verwendung von Pflanzen verknüpft waren. Bekannt sind vor allem jene von den Mayas, Azteken, Inkas, Ägyptern, Griechen, Römern, Arabern, Indern und Chinesen - um nur einige Beispiele zu nennen. Die wichtigsten, die sich bis heute erhalten haben und praktiziert werden, finden sich im Altindischen Ayurveda, in der tibetischen Medizin und der traditionellen chinesischen Medizin; alle mit ihren an sich vollständig geschlossenen Systemen als vorbildliche Vertreter der alten Heilkunde.

„Der Klassiker der Wurzeln und Heilkräuter des gestaltenden Landmanns", auf Chinesisch „Shen Nong Ben Cao Jing", entstand im 1. Jahrhundert in China und umfasst 364 Einträge, von denen sich 252 auf Heilpflanzen beziehen. Der griechische Arzt Dioskorides, Militärarzt Kiaser Neros, verfasste mehr als 600 fast ausschließlich mediterrane Heilpflanzen in seinem Werk „De materia medica" (über die Medizin) im 1. Jahrhundert - das erste europäische Heilpflanzenbuch. Auch Hippokrates und Hildegard von Bingen hatten großen Einfluss auf die Entwicklung der europäischen Pflanzenheilkunde. Eine besondere Rolle spielte Galenos von Pergamon (auf Deutsch: Galen, 129-199 n. Chr.), der Leibarzt des römischen Kaisers Marc Aurel, bei der konventionellen europäischen Medizin und der Pflanzenheilkunde. Er experimentierte mit verschiedenen Verfahren der Pflanzenaufbereitung: Er zerstampfte Pflanzenteile mit dem Mörser zu Puder, formte daraus Tabletten und braute Teeaufgüsse, rührte Tinkturen und Salben. Daher werden Pflanzenarzneien bis zum heutigen Tag in der Pharmazie – zur Unterscheidung von synthetischen Medikamenten – auch noch Galenika genannt. Der Medizin-Reformator Theophrastus Bombastus, bekannt als Paracelsus, verkündete im 16. Jahrhundert „Alle Wiesen und Matten, alle Berge und Hügel sind Apotheken." Er forschte und experimentierte systematisch mit blubbernden Alkoholdestillaten um die Essenzen und Stoffe der Pflanze, die Heilkraft gegen die Krankheit besitzen, vom Rest zu trennen und so ihren reinen Wirkstoff zu entdecken. Das Ergebnis waren konzentrierte Pflanzenauszüge, wie sie heute in hoch verfeinerten Rezepturen für die modernen Phytopharmaka hergestellt werden. Paracelsus lieferte daher wichtige Beiträge zur Entwicklung der Chemie, Medizin, Pflanzheilkunde und Homöopathie.

Obwohl sich Heiltraditionen und Naturheilkunde verschiedener Kulturkreise beträchtlich unterscheiden, liegt doch allen eine Theorie zugrunde: Das gestörte Gleichgewicht einzelner Elemente des Körpers ist die Ursache von Krankheit, und es gehört zu den Aufgaben des Arztes, das Gleichgewicht wiederherzustellen, unter anderem mit Hilfe von Heilpflanzen.
Heilpflanzen gehören zu den ältesten Medikamenten der Menschheit. Doch im Zuge der wissenschaftlichen Spezialisierung der Medizin wurde die Pflanzenheilkunde (zumal in Europa) durch hergestellte Medikamente synthetischen Ursprungs und einseitiger Therapiemethoden verdrängt. 1803 isolierte man narkotische Alkaloide aus dem Schlafmohn (Papaver somniferum), ein Jahr später kam das Inulin (ein Kohlenhydrat auf Fructose-Basis) aus dem Alant (Inula helenium) hinzu, 1838 die Salicylsäure aus der Silberweide (Salix alba). Letztere konnte 1860 erstmals im Labor synthetisiert werden, und von diesem Zeitpunkt an gingen Pflanzenheilkunde und Schulmedizin, beide zuvor eng verbunden, getrennte Wege. Die Schattenseite dieser Entwicklung bekommen wir schmerzhaft zu spüren, insbesondere bei chronischen Beschwerden. Viele Medikamente, die vor allem gegen chronische Beschwerden eingesetzt werden, sind für die Gesundheit auf Dauer eher schädlich als nützlich. Daher stoßen natürliche Heilmittel in jüngster Zeit vermehrt auf Interesse, und sie nehmen in Präventation wie Therapie kontinuierlich an Gewicht zu. Zwar fehlt der Naturheilkunde zumeist eine genaue wissenschaftliche Erklärung für die jeweilige Wirkung, dafür ist sie jedoch in manchen Bereichen der Schulmedizin in der therapeutischen Anwendung oft überlegen.

Mit Heilpflanzen eng verbunden ist die Naturheilkunde. Sie ist Regulationstherapie (Regulationsmedizin), das heißt, sie versucht das „Regelsystem Mensch" durch Anwendung von Heilmitteln und Heilreizen wieder in die Lage zu versetzen, selbst mit Krankheiten fertig zu werden. Dies setzt voraus, dass der Körper für solche Behandlungsreize noch ansprechbar ist, was jedoch meist der Fall ist. Die Regulationstherapie geht davon aus, dass nicht ein Organ allein erkrankt, sondern der ganze Organismus dabei mit betroffen ist. Die Regulationsmedizin wirkt indirekt durch die Anregung, Aktivierung und Unterstützung körpereigener Selbstheilungskräfte. Diese werden als Regulationsvorgänge verstanden.

Die Stärken der Regulationsmedizin liegen vor allem im Bereich der funktionellen und chronischen Erkrankungen, für die unsere "normale" Medizin trotz Labor, Röntgen und vielfältiger apparativer Untersuchungen oft keine ausreichende Erklärung findet.

Eine besondere Bedeutung kommt in der Naturheilkunde und Regulationsmedizin auch der Prävention, das heißt der Krankheitsvorbeugung, zu. Durch eine "gesunde" Lebensweise lassen sich viele Erkrankungen von vornherein vermeiden. Hier spielt die Mitarbeit des Patienten eine zentrale Rolle. Eines der wichtigsten Anliegen der Naturheilkunde und der Regulationstherapie ist der „mündige Patient", der bereit ist, an seiner Heilung aktiv mitzuarbeiten. Pflanzen sind äußerst komplexe Wesen und dadurch unserem Organismus ähnlich. Sie enthalten eine kaum zu überblickende Vielfalt an Substanzen, die auf uns wirken. Dabei ist es nicht bei jeder traditionellen Heilpflanze bekannt, auf welchen Wirkstoffen ihre Heilkraft beruht. Es sind offenbar nicht in jedem Fall einzelne, umschriebene Substanzen, sondern der vollständige Auszug aus der Pflanze bringt die Wirkung. Viele Inhaltsstoffe verschiedener Heilpflanzen werden zwar durch den Fortschritt der modernen Pharmakologie immer mehr entschlüsselt, aber sie lassen sich wegen der Komplexität der chemischen Strukturen nicht synthetisch kopieren. So spielen pflanzliche Heilmittel heute in der ganzheitlichen Medizin weiterhin eine wichtige Rolle. Für die Prävention und für die Behandlung der chronischen Beschwerden sind sie unverzichtbar.

Olivenblattextrakte aus den Blättern des Olivenbaumes (Olea europaea L.), sind ein wieder erforschtes pflanzliches Heilmittel. Der Olivenbaum war nicht nur ein Symbol des Lebens und Friedens im Altertum, sondern dessen Blätter und Öl zählen zu den ältesten Heilmitteln der Menschheit.

Der Ölbaum in der Bibel

Einst machten sich die Bäume auf, um sich einen König zu salben, und sie sagten zum Ölbaum: "Sei du unser König". Der Ölbaum sagte zu ihnen: "Soll ich mein Fett aufgeben, mit dem man Götter und Menschen ehrt und hingehen, um über den anderen Bäumen zu schwanken?"
(Buch der Richter, 9, 8-9)

Gegen Abend kam die Taube zu ihm zurück, und siehe da: In ihrem Schnabel hatte sie einen frischen Olivenzweig. Jetzt wusste Noah, dass nur noch wenig Wasser auf der Erde stand. *(1. Buch Mose, 8, 11)*

Ob aber nun etliche von den Zweigen ausgebrochen sind und du, da du ein wilder Ölbaum warst, bist unter sie gepfropft und teilhaftig geworden der Wurzel und des Safts im Ölbaum, so rühme dich nicht wider die Zweige. Rühmst du dich aber wider sie, so sollst du wissen, dass du die Wurzel nicht trägst, sondern die Wurzel trägt dich. *(Römerbrief, 11, 17-18)*

Der Ölbaum Homer

Doch der Atreid', ausziehend das Schwert voll silberner Buckeln, Sprang auf Peisandros hinan. Der hob die schimmernde Streitaxt.
Unter dem Schild, die ehrne, geschmückt mit dem Stiele von Ölbaum, schön geglättet und lang; und sie drangen zugleich aneinander.
www.lexikonia.de/9127_ilias.htm Ilias, 13. Gesang, 610-613)

Der Ölbaum im Koran

Allah ist das Licht der Himmel und der Erde. Sein Licht ist gleich einer Nische, in der sich eine Lampe befindet: Die Lampe ... Angezündet (wird die Lampe) von einem gesegneten Ölbaum, der weder östlich noch westlich ist, dessen Öl beinahe leuchten würde, auch wenn das Feuer es nicht berührte. *(Die ungefähre Bedeutung des Al-Qur'an Al-Karim, Sure 24:35 "Das Licht")*

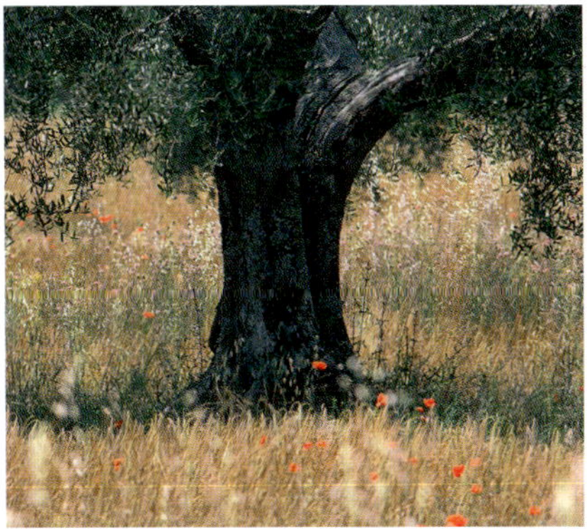

Alsdann spalteten wir die Erde in wunderbarer Weise und ließen Korn in ihr wachsen ... und Ölbäume... *(Die ungefähre Bedeutung des Al-Qur'an Al-Karim, Sure 80:26-29 "Er runzelte die Stirn")*

Botanik und Kulturgeschichte des Ölbaumes (Olivenbaumes)

Der ganze Baum ist ein kostbarer Schatz

Eine einzigartige Pflanze, die hauptsächlich im Mittelmeerraum, der „Wiege der Menschheit" seit ca. 5000 Jahren beheimatet ist und kulturhistorische Bedeutung erlangt hat, ist der Olivenbaum (Olea europaea L.), der aufgrund der Nutzbarkeit seiner Früchte und Blätter auch Ölbaum genannt wird. Diese bemerkenswerte Nutzpflanze, die seit alters her den Menschen eine Nahrungs- und Wirtschaftsgrundlage bietet, hatte schon damals eine enorme Wichtigkeit im Leben der Menschen, was zahlreiche archäologische Funde und schriftliche Zeugnisse belegen. So kommt der Olivenbaum sowohl in der griechischen wie auch ägyptischen Mythologie und im Alten Testament vor. Daneben diente Olivenöl nicht nur als Speiseöl, sondern auch als Öl bei Opfergabe, als Brennstofflieferant in Öllampen und größeren Leuchtern und zum Salben des Haars und des ganzen Körpers. In der Ökonomie, Religion und Kunst sowie den vielen Mythos spiegelt sich diese wichtige Rolle des Olivenbaumes wieder.

Geschichtliches

Der Ölbaum gehört zu den Pflanzen mit größter kulturhistorischer Bedeutung für den gesamten Mittelmeerraum: Ägypter, Phönizier, Griechen und Römer kannten und schätzten ihn und dessen Öl.

Funde bei den Ausgrabungen in jungsteinzeitlichen Schichten (3.700 v. Chr.) in Jericho nördlich des Toten Meeres sind die bisher ältesten Hinweise auf die Anfänge der Kulturolive. Wann die Wildform zur fruchtbaren Gartenolive kultiviert wurde, ist unbekannt.

Der Bibel nach war die Ölfrucht den Juden im gelobten Land verheißen. Sie bildete einen bedeutenden Teil des Reichtums und war das Bild des Wohlstandes bürgerlichen Glückes.

Die Geschichte des Ölbaumes reicht bis in die Antike zurück und tritt in den Homerischen Epen auf. In der griechischen Mythologie taucht der Ölbaum zum ersten Mal in der antiken Stadt Athen auf, in dem die Zeus-Tochter Athene den Menschen diese wunderbare Pflanze als Nahrungsgrundlage auf die Erde brachte, als sie sich im Streit mit Poseidon um den Besitz von Attika befand. Seitdem sind der Olivenzweig und die Eule das Wahrzeichen der Schutzgöttin Athene. Den Kult des Ölbaumes findet man aber auch bei anderen griechischen Göttern, wo Anpflanzungen von Olivenbäumen in Tempelbezirken als „heilige Haine" bezeichnet werden. Das Kunstwerk der Zeus-Statue, das als eines der sieben Weltwunder gilt, war indirekt mit einem Ölzweig versehen, welchen die Göttin Nike als Symbol des Sieges und Wohlergehens in der Hand hält, die wiederum auf der rechten Hand des Zeus sitzt. Dieser symbolische Ölzweig deutet auf die religiöse Bedeutung hin, die in der griechischsprachigen Welt mit dieser Pflanze verbunden wird. Dabei handelt es sich zugleich um die besonderen Heilwirkungen und Wunderkräfte, die als Salböl aus dem Saft der Olive für die Göttinnen hergestellt worden sind. Zum Beispiel benutzt Hera, die spätere Frau von Zeus, das Salböl, um ihren zukünftigen Gatten damit zu verführen. Mit Olivenkränzen kündigte man in ältester Zeit die Geburt eines Kindes an und feiert bis heute die Sieger der Olympischen Spiele.

Auch in der griechischen Hafenstadt Kimi auf der ägäischen Insel Euböa wurden versteinerte Olivenblätter des Typs Olea noti gefunden. Noch erstaunlicher war ein Fund von fossilierten Olivenblättern auf den griechischen Inseln Santorini und Nisiros, deren Alter auf 60.000 Jahre bestimmt werden konnte. Schon die ersten Bewohner Kretas in der Jungsteinzeit (6.000-3.000 v. Chr.) sollen die Früchte von der Wildform des Olivenbaumes (Olea oleaster) gegessen haben. Die Kultivierung des Ölbaumes auf der Insel Kreta soll ca. 3.000 v. Chr. begonnen haben, erst 1.000 Jahre später wurden Olivenbäume systematisch gezüchtet. Ein archäologischer Fund auf Kreta beweist den Gebrauch der Olive als sakrales Mittel für die Gottesverehrung. Dabei wurden fossilierte Oliven gefunden, die 3.500 Jahre alt waren.

Die alten Ägypter rühmten ihre Göttin Isis als Donatin des Lebensbaumes. Unter einem Olivenbaum das Licht der Welt zu erblicken, galt als Zeichen göttlicher Abkunft, wie bei Artemis und Apollo, den Zwillingen der Nymphe Leto, der Göttin der Dunkelheit. Auch Romulus und Remus, die sagenhaften Gründer der Stadt Rom, wurden unter einem Olivenbaum geboren. Aber auch das Alte Testament weist unter anderem im ersten Buch Mose auf den „Ölbringenden Baum" hin. In der Weissagung der Arche Noah verkündet eine weiße Taube mit einem Ölzweig im Schnabel das Ende der Sintflut und ist damit Symbol für das neue Leben. Als Bäume des Lebens, deren Blätter zur Heilung der Völker dienen, werden die Ölbäume im Neuen Testament beschrieben.

In einer Zeit, die ca. 1.200 vor unserer Zeitrechnung anzusetzen ist, wird Olivenöl mit dem legendären Krieg von Troja in Zusammenhang gebracht. Öl diente in solchen Erzählungen den trojanischen Helden, die es als kostbare Salben in ihren Schatzkammern aufbewahrten.

Auf dem Speiseplan spielten Oliven auch im Altertum eine besondere Rolle. Allerdings waren sie damals der

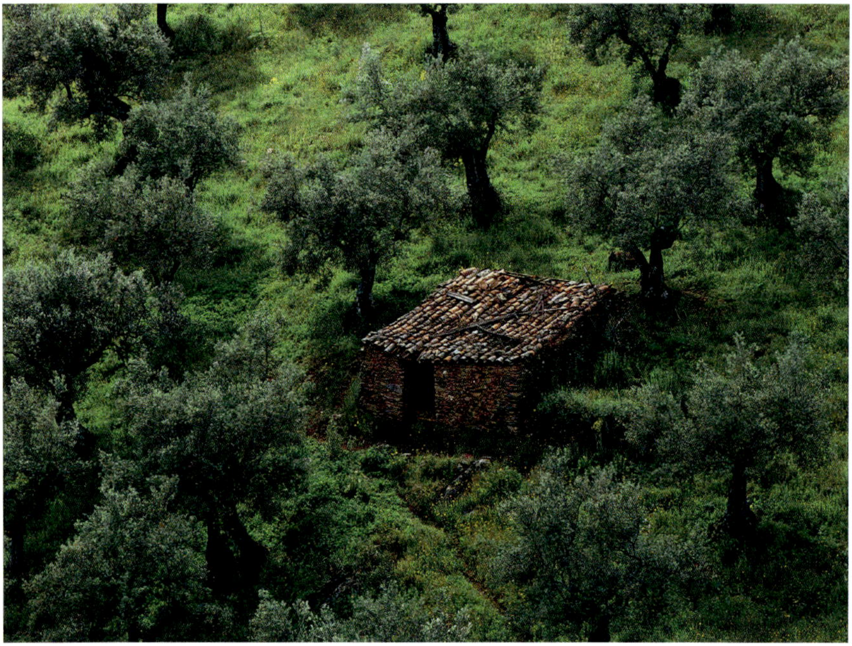

wohlhabenden Bevölkerungsschicht vorbehalten. So wurden beispielsweise auf Symposien vorab Oliven gereicht, um den Appetit und das Wohlbefinden anzuregen. Um Oliven haltbar zu machen, verwendete man Salz, Essig und Olivenöl, was über die Jahrhunderte hinweg bis heute beibehalten wurde.

Auch in der kretisch-mykenischen Kultur findet man ca. 1.500 v. Chr. Darstellungen von Olivenbäumen, wie sie auch auf der Malerei von Knossos zu sehen sind.

Biologische Eigenschaften

Die Bedeutung des Olivenbaumes hat natürlich auch mit seinen biologischen Eigenschaften zu tun. Olivenbäume können bis zu 1.000! Jahre alt werden und benötigen nur sehr wenig Wasser, was ihr Vorkommen in trockenen Gebieten begründet. In der niederschlagsarmen Sommerzeit versorgen sie sich über die bis zu 6 Meter in die Tiefe reichenden Wurzeln mit Wasser. Durch diese Fähigkeiten gedeihen sie auch auf extrem kargem Boden. Allerdings dauert es eine Weile, bis der junge Olivenbaum beerntet werden kann. Stattliche 7-12 Jahre muss er alt sein, bis er das erste Mal Früchte trägt. Dann aber weist er einen durchschnittlichen jährlichen Ernteertrag von 20 bis 100 kg Früchten pro Baum auf, aus denen ein Durchschnittsertrag von 3 bis 4 Litern Olivenöl gewonnen werden kann. Bei sorgfältiger Pflege werden Olivenbäume im Durchschnitt 6-10 Meter hoch.

Botanik

Die moderne botanische Bezeichnung des Olivenbaumes, Olea europaea L., geht auf den großen Arzt und Naturforscher Carl von Linné zurück, der im 18. Jahrhundert gelebt und alle Tiere und Pflanzen mit einer doppelten Benennung versehen hat, um diese eindeutig in einem hierarchisch geordneten System als „Gattung" und „Art" zu klassifizieren.

Der Olivenbaum gehört zur Familie der Ölbaumgewächse (Oleaceae), welche die nächste übergeordnete Ebene darstellt. Es gibt ca. 25 Gattungen der Familie Oleaceae mit 900 Arten. Die unterschiedlichen Arten sind beheimatet in allen Klimazonen und Erdteilen von der gemäßigten Zone bis zu den Tropen. Diese Familie der Blütenpflanzen sind Holzgewächse mit gegenständigen Blättern und meist vierzähligen weißen Blüten mit je zwei Staub- und Fruchtblättern (Hartlaubgewächse). Zur Gattung Olea zählen rund 50 Arten, die in verschiedenen Erdteilen und Regionen, darunter auch Afrika, China, Indien, die USA und Australien verbreitet sind.
Von der Art Olea europaea unterscheidet man mehrere Unterarten: u.a. Olea europaea subsp. europaea, auch echter Ölbaum beziehungsweise europäischer Olivenbaum genannt, beheimatet im gesamten Mittelmeerraum und auf den Kanaren. Er ist dabei der bekannteste Vertreter des Olivenbaumes. Den und dessen Blätter sowie die therapeutischen Eigenschaften der Blätter werden in diesem Buch vorgestellt. Eine andere Art „Olea europaea subsp. africana" ist hingegen in Afrika, Madagaskar, Arabien, Indien bis China verbreitet. Zu den beiden Unterarten des Olivenbaumes zählt sowohl die Kulturform als auch die Wildform.

Olivenbäume gedeihen am besten auf durchlässigen Lehmböden in den tropischen und gemäßigt warmen Zonen mit sonnigem Standort. Sie möchten nach einem kühlen, frostfreien Winter einen langen und heißen Sommer genießen, um möglichst viele Früchte hervorzubringen.

Das sehr langsame Wachstum des Baumes wird durch sein hohes Alter ausgeglichen. Man nimmt an, dass Olivenhaine in Israel schon über 1.000 Jahre alt sind. Der Baum wird durchschnittlich acht Meter hoch; es gibt jedoch Einzelexemplare mit bis zu 20 Metern Höhe. Durch seine starke Verzweigung kann ein Maximum an

Früchten hervorgebracht werden. Der Stamm wächst in sich verdreht und ist von grau-brauner Farbe. Da Olivenbäume sehr langsam wachsen, wird das Holz entsprechend teuer gehandelt.

Die typischen lanzettförmigen (schmal bis fast oval) Blätter der Olive sind an der Oberseite graugrün, an der Unterseite von silbrig glänzender Farbe und mit Schuppen bedeckt, welche Schutz vor Verdunstung bieten. Die Blätter erneuern sich alle 2-3 Jahre.

Im Frühjahr bilden sich kleine weiße oder gelbe Blüten in traubenartigen Blütenständen, die in den Blattachseln, in Rispen angeordnet, sitzen. Die Blüten fallen kurz nach der Bestäubung ab. Die Blüten sind Zwitter: Sie besitzen sowohl ein männliches (Staub/Fruchtblatt) als auch ein weibliches Organ (Stempel), aber die Selbstbefruchtung ist nicht immer erfolgreich. Die Befruchtung erfolgt durch den Wind. Die Blütezeit ist je nach Region von April bis Juni.

Olivenbäume sind in der Regel sehr resistent gegen Pilzbefall und durch Bakterien ausgelöste Krankheiten. Diese antibiotischen Eigenschaften sind vor allem auf die zahlreichen Inhaltsstoffe im Baum, wie zum Beispiel Oleuropein zurückzuführen, welche eine starke antivirale, antimykotische und antiparasitäre Eigenschaft aufweisen. Oleuropein, ein phenolisches Secoiridoid, gehört zu den wichtigen Phytaminen (sekundären Pflanzenstoffen) und kommt in den Früchten, der Wurzel und vor allem im Blatt des Olivenbaumes vor. Somit weist der Olivenbaum ein Abwehrsystem auf, um sich vor lästigen Mikroben zu schützen.

Anbau

Der Anbau des Ölbaumes ist im östlichen Mittelmeergebiet seit fünf Jahrtausenden nachgewiesen. Ob die Pflanze tatsächlich ostmediterranen Ursprungs ist oder aus Zentralasien stammt, ist jedoch nicht bekannt.

Der Olivenbaum wird vorzugsweise auf porösen Kalkböden angebaut, die gut durchlüftet und wasserdurchlässig sein sollten um Staunässe zu verhindern. Weitere Voraussetzungen für ein gutes Wachstum der Olivenbäume sind mäßige Niederschläge zwischen 300 und 700 mm und Höchsttemperaturen bis zu 40 Grad, weshalb sie in einer Zone zwischen dem 30. und 45. Grad nördlicher bzw. südlicher Breite liegen. In diesem subtropischen Übergangsgebiet mit Mittelmeerklima, das sich durch trocken-heiße Sommer und feucht-kühle Winter auszeichnet, sind die Olivenbäume zu Hause.
Das Ausbleiben von Frostperioden und ein Gelände in Meeresnähe sind weitere Voraussetzungen für ein gutes Gedeihen. Die Intensität des Anbaus ist von Land zu Land unter-

schiedlich und reicht von riesigen Monokulturen in Andalusien und Tunesien bis hin zu traditionell kleinbäuerlich bewirtschafteten Anlagen, wie beispielsweise in Nordzypern, wo Olivenbäume mit Johannisbrotbäumen gemischt angebaut werden.

Der Olivenanbau hat zudem positive Auswirkungen auf die Natur und Umwelt. Die Olivenhaine rund um die Küstengebiete des Mittelmeeres haben einen Bestand von rund 750 Millionen Bäumen. Dieser Wald weist sowohl Merkmale eines klassischen Waldes, wie auch Vorteile einer Kulturpflanze auf und stellt somit eine Bereicherung für die Umwelt dar.

Die Früchte (Oliven) und Olivenöl – gesunde Lebensmittel

Die Frucht des Olivenbaumes ist die Olive. Sie ist eine mediterrane Steinfrucht und wegen ihrer Bitterstoffe ohne bestimmte Bearbeitungsverfahren nicht roh genießbar. Die Farbe der Oliven hängt mit ihrem Reifungsgrad zusammen. Grüne Früchte sind noch nicht voll ausgereift, sind jedoch bereits essbar (daher die Farbbezeichnung olivgrün). Wenn die Olive voll ausgereift ist, verändert sie ihre Farbe und wird violett bis schwarz. Wie bereits erwähnt werden 90% der geernteten Früchte zu Olivenöl gepresst. Im Handel sind Oliven vor allem in bearbeiteter Form üblich, d.h. sie werden mit Mandel- und Paprika-Füllung sowie in marinierter Form ohne Kerne zum Verkauf angeboten. In Öl eingelegte Oliven sind ohne weiteres auch ohne zusätzliche Konservierungsstoffe sehr lange haltbar, was große Bedeutung für die heißen Mittelmeerländer hat.

Die Ernte der grünen Oliven erfolgt heutzutage im Herbst, die Ernte der schwarzen Oliven in der Regel zwei Monate später.

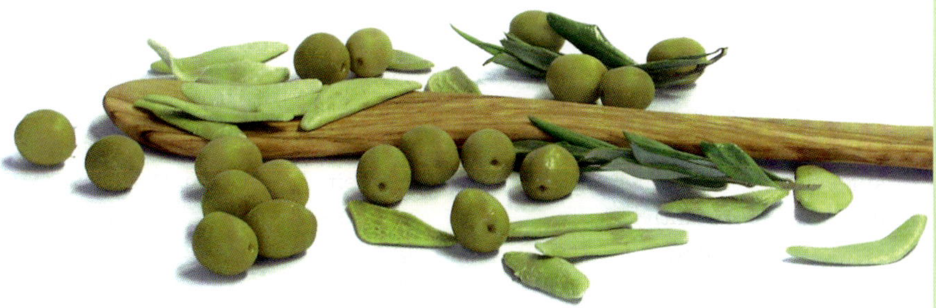

Die Entbitterung

Die Blätter und unreifen Früchte des Ölbaumes enthalten bitter schmeckende Substanzen wie zum Beispiel Oleuropein mit u.a. blutdrucksenkender Wirkung.

In Abhängigkeit von der unterschiedlichen spanischen, kalifornischen oder griechischen Art der Olivenbehandlung zur Bitterstoffreduktion wird Oleuropein abgebaut und geht mit den Abbauprodukten durch Diffusion zu einem erheblichen Anteil in die Verarbeitungslösung über.
Direkt nach der Ernte werden die Tafeloliven nach Qualität und Größe sortiert. Danach werden sie eingeritzt und in Salzwasser eingelegt, damit die Bitterstoffe (phenolische Verbindungen) durch Behandlung mit Natronlauge oder Behandlung durch Milchsäuregärung weitgehend entzogen werden. Nach einem genau festgelegten Rhythmus wird das Wasser gewechselt. Nach ca. sechs Wochen sind die Tafeloliven essbar. Je nachdem, ob man die Oliven mehr oder weniger salzig haben möchte, vermindert man nach und nach die Salzzugabe und setzt guten Essig zu. Durch den Vorgang der Entbitterung gehen viele wertvolle Wirkstoffe in den Oliven verloren. Dennoch sind sie mit ihren anderen erhaltenen Nährstoffen ein gesundes Lebensmittel.

Ölgewinnung

Die Ölgewinnung aus Oliven wird seit Jahrtausenden praktiziert und ist vom Ablauf her nicht sehr verändert worden. Die älteste Methode, die aus Ägypten stammt und seit ca. 3.000 Jahren bekannt ist, bestand darin, ein Tuch zu füllen und es zusammengefaltet an beiden Enden auszuwringen. Eine andere Möglichkeit war es, die Oliven in Körben, die zugleich als Sieb dienten, mit Gewichten zu beschweren und das Öl in darunter gestellten Gefäßen aufzufangen. In der Vergangenheit wurde Olivenöl wie andere Pflanzenöle in hydraulischen Pressen produziert; aus dieser Zeit stammt der Begriff „Kaltgepresstes Olivenöl“ für die ersten Fraktionen mit intensivem Aroma (italienisch: extra vergine), die bei niedriger Temperatur und höchstens 50 bar Druck extrahiert wurden. Heute wird Olivenöl fast ausschließlich in Zentrifugenmühlen gewonnen, da dies eine viel höhere Ausbeute an „Kaltgepressten“ Qualitäten ermöglicht. Olivenöl besteht, wie alle Pflanzenöle, aus an Glycerin gebundenen Fettsäuren. Olivenöl besteht zu etwa 70% aus einfach ungesättigten Fettsäuren. Dazu kommen 5% bis 10% gesättigte Fette und 20% bis 25% mehrfach ungesättigte Fette, darunter sind durchschnittlich 66% Ölsäure, 12% Linolsäure, 9% Palmitinsäure, 5% Eicosensäure und 5% Palmitoleinsäure. Olivenöl kann bis zu 1,5% des acyclischen Triterpenkohlenwasserstoffes Squalen enthalten.

Die typisch grünlich-gelbe Farbe des Olivenöls ist durch eine Mischung verschiedener gelbgefärbter Carotinoide (‚-Carotin, Phytofluen, Í-Carotin, Lutein, Auroxanthin, Luteoxanthin, Violaxanthin, Neoxanthin, Neochrome) und grünlicher Porphyrinfarbstoffe (Chlorophyll a und b, Pheophytin a und b) bedingt.

(Lingelsheim, 1920; Hegi G, 1935, Koch et al., 1987; Metcalfe et al., 1987-1989; „Hagers Handbuch der Pharmazeutischen Praxis", 1993)

Hochwirksamer Begleitschutz

Olivenöl besteht zwar in erster Linie aus Fettsäuren (überwiegend hohem Gehalt an einfach ungesättigten Fettsäuren), Eiweißen, Vitaminen und Mineralien, aber auch aus einer ganzen Reihe weiterer Substanzen – den Begleitstoffen. Sie werden auch sekundäre Pflanzenstoffe genannt. Man hat herausgefunden, dass die gesundheitsfördernden, insbesondere die herzschützenden und antioxidativen Wirkungen des Olivenöls nicht nur allein auf dessen hohem Gehalt an einfachen Fettsäuren, sondern auf einer Vielzahl phenolischer Verbindungen beruhen. Dazu gehören Vanillinsäure, Gallussäure, Kumasäure, Tyrosol und Hydrxytyrosol. Der nach Entbitterungsverfahren verbleibende Gehalt an solchen einfachen Phenolen beträgt je nach Anbau und Reifegrad für natives Olivenöl extra durchschnittlich 4,2 mg/100g, für raffiniertes Olivenöl 0,47 mg/100g. Weiterhin enthält Olivenöl Secoiridoide wie Oleuropein und Ligstrosid von ca. 2,8mg/100g Olivenöl in nativem und von ca. 0,93 mg in raffiniertem sowie Flavonoide wie Apigenin und Luteolin (Owen und Mier et al., 2000; Gutierrez et al., 1999).

Das Olivenholz – wertvolles Material

Im Altertum wurde das Holz der Olivenbäume als Brennholz, für Holzkonstruktionen in der Architektur, als Keile bei der Verbindung von Säulen, als Handgriffe für landwirtschaftliche und sonstige Werkzeuge, sowie für den Bau von Götterfiguren und ähnlichen Holzstatuen verwendet. Bereits zu Zeiten Homers wusste man um die Härte und Haltbarkeit des Olivenbaumholzes und schätzte seine Verarbeitung zu Werkzeugen, Geschirr, Besteck und schließlich zu Möbeln aufgrund seiner verschiedenartigen Färbung von Gelb-, Braun- bis hin zu Schwarztönen. Die Zweige des Olivenbaumes dienten der Korbflechterei.

In heutiger Zeit wird das Olivenholz aufgrund seiner harten und strapazierfähigen Eigenschaften von vielen Kunsthandwerkern geschätzt. Beispielsweise werden auf Kreta aus dem edlen Holz neben Gebrauchsmöbeln wie Tischen, Stühlen und Betten auch besonders wertvolle Kunstgegenstände wie zum Beispiel Schalen, Vasen und Skulpturen hergestellt, die teuer gehandelt werden. Im Heiligen Land in der Nähe von Bethlehem leben viele Familien vom Schnitzereihandwerk und von Bildhauerei mit Olivenholz. Eine Besonderheit ist das Olivenholzparkett, das eine außergewöhnlich schöne Optik bietet und außerdem aufgrund seiner Härte sehr belastbar und wenig anfällig für Kratzer ist.

Die Olivenblätter – ein Heilmittel mit langer Tradition

Kennt man die Frucht und ihr daraus gewonnenes Öl als kulinarischen Genuss und als Bestandteil vollwertiger Ernährung aufgrund der essentiellen Fettsäuren, so weiß die Mehrheit der Bevölkerung bisher nur wenig über die Blätter des Olivenbaumes. Dabei geben diese grau-grün-bläulich-silbrig schimmernden Blätter dem Olivenbaum seine einzigartige Erscheinung.

Obgleich Olivenblätter in den Ländern rund um das Mittelmeer in der Vergangenheit einen festen Platz in der Volksheilkunde hatten, ist die arzneiliche Verwendung der Olivenblätter in der Gegenwart ziemlich jungen Datums und ihre Wirkung hierzulande noch weitgehend unbekannt. Neueste wissenschaftliche Erkenntnisse bestätigen Heilwirkungen im Bereich der Immunstärkung, der Linderung von Entzündungen und der Normalisierung des Blutdrucks, die aufgrund der hochwertigen Inhaltsstoffe des Olivenblattes erreicht werden. Die besondere Bedeutung von Olivenblättern, beziehungsweise Olivenblattextrakten, liegt in der Bekämpfung von Krankheitserreger (u.a. Viren, Bakterien und Pilze), übertragenden und verursachten Infektionen und Krankheiten sowie die Aufrechterhaltung beziehungsweise Wiederherstellung der Organfunktionen und des intakten Immunsystems.

Die betreffenden Substanzen werden vom Olivenbaum produziert, um ihn immun gegen Schäden durch Insekten und Bakterien zu machen und somit seine Widerstandskraft zu erhöhen.

Auch in der Kosmetik kommen die Wirkstoffe des Olivenblattes positiv zur Geltung. Für die alten Ägypter wurde das Olivenblatt für die Einbalsamierung ihrer toten Könige angewandt. Spätere Kulturen entdeckten den Wert der Olivenbaumblätter auch für die Lebenden: Wurde das Öl der Olive und der Blätter schon seit der Antike zum Einreiben und als Basisaromastoff für die Körperpflege verwendet, so sind in neuester Zeit die Wirkstoffe aus den Olivenbaumblättern für kosmetische Produkte immer interessanter geworden. Es handelt sich dabei um Oleanolsäure, welche chemisch zu Triterpen gehört und dessen Molekularstruktur fast identisch mit der bekannteren Ursolsäure ist. Beide weisen entzündungshemmende und feuchtigkeitsstabilisierende Eigenschaften auf und eignen sich deswegen hervorragend für die Anwendung in Kosmetika.

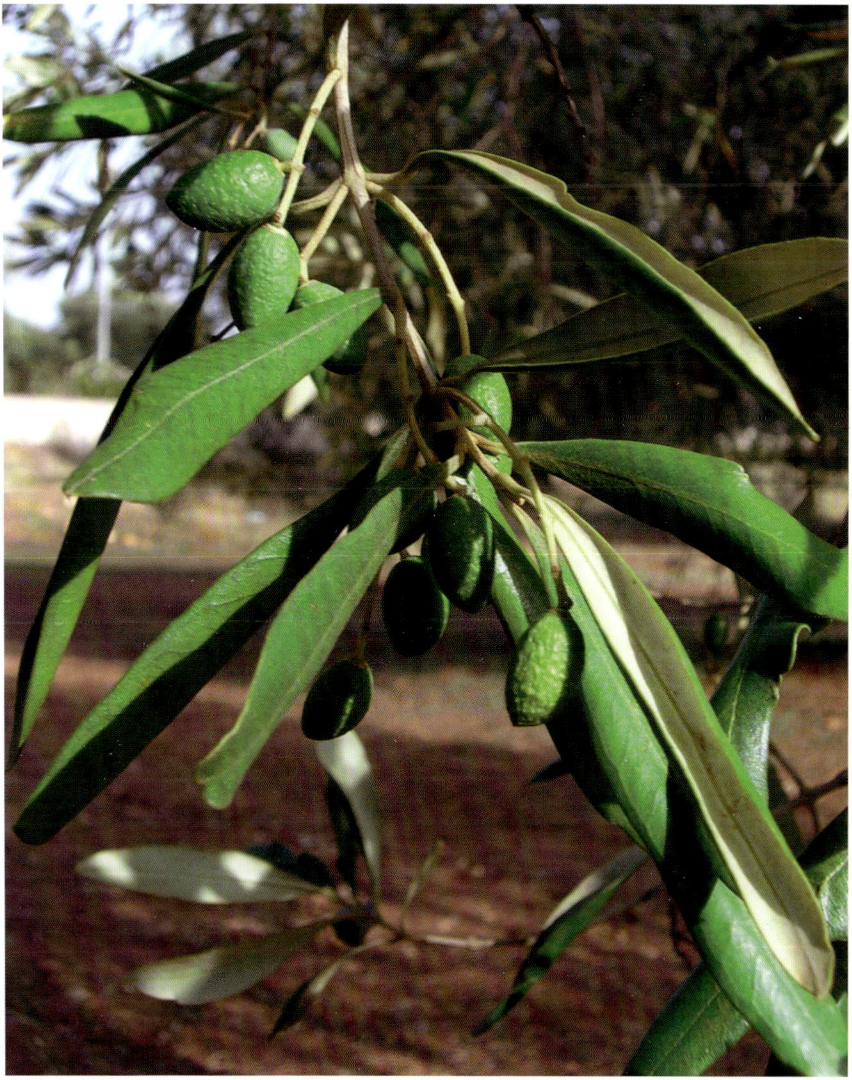

Die Heilwirkung der Olivenblätter

in der traditionellen Volksheilkunde und neue Erkenntnisse über Olivenblattextrakte in moderner Forschung

Geschichtlicher Hintergrund

Seit Jahrtausenden wird der Olivenbaum (Olea europaea L.) im Mittelmeerraum kultiviert. Der Olivenbaum und seine Produkte begleiten und prägen die Kultur der Völker Kleinasiens und jener rund um das Mittelmeer seit über 6.000 Jahren, von der Antike bis heute. Der Olivenbaum fand schon früher eine breite Verwendung als Nahrungsmittel, zur Körperpflege, für Heilzwecke, als Schmier- und Konservierungsmittel, zur Herstellung von Öllampen und bei sakralen Diensten.

Die alten Ägypter sahen das Olivenblatt als ein Symbol des Himmels. Auf Grundlage dieses Glaubens entzogen sie dem Olivenblatt das Öl und benutzten es zur Mumifizierung ihrer Königinnen.

Bereits bei Hippokrates, dem berühmten griechischen Arzt in der Antike, dienten Olivenblätter als Wund- und Kühlmittel und zur Blutstillung.

Der aus Kleinasien stammende Militärarzt und Pharmakologe Pedanios Dioskurides (Die Arzneimittelehre des Dioskurides) verwendete im ersten Jhd. n. Chr. die Blätter für Umschläge bei Hautentzündungen, Geschwüren, Soor und bei schlecht heilenden Wunden (Koch et al., 1987).

Anfang des 19. Jahrhunderts (während des spanischen Krieges von 1808-1813) verwendeten spanische Militärärzte bei den Soldaten eine Teemischung aus Olivenblättern als vorbeugendes und therapeutisches Fiebermittel gegen Malaria-ähnliche Beschwerden (Pallas E, 1828).

1811 gelang es dem französischen Arzt Etiene Pallas zum ersten Mal, einige Inhaltsstoffe der Olivenblätter und der jungen Rinde des Olivenbaumes zu analysieren. Er prüfte die Bestandteile und fand eine bittere, kristallisierbare Substanz, die er "Vaueline" nannte und der er fiebersenkende Eigenschaften zuschrieb. Selbst zu dieser Zeit bestätigte Pallas, mit eingeschränktem Wissen und einfachen wissenschaftlichen Instrumenten, dass die fiebersenkenden Merkmale von Olivenblättern nur einen kleinen Teil ihrer therapeutischen Komponenten darstellten (Pallas E, 1827 und 1829).

Im Jahr 1854 veröffentlichte Daniel Hanbury, M.D., ein britischer Arzt, einen Artikel im „Pharmaceutical Journal of Provincial Transactions" über ein Dekokt von Olivenblättern und dessen traditioneller Anwendung zur Fiebersenkung und zur Auskurierung der tödlichen Krankheit (Malaria), die die Insel Mytelene 1843 heimsuchte. Das betreffende Dekokt hatte seinerzeit den Namen "Tinktura Olea Foliorum" (Hanbury 1854).

In der Volksmedizin werden Zubereitungen aus Olivenblättern gegen hohen Blutdruck, Gicht, Arterienverkalkung und Rheumatismus sowie bei Zuckerkrankheit und gegen Fieber eingesetzt (Hagers Handbuch der Pharmazeutischen Praxis, 1993).

In den sechziger Jahren begann man weltweit mit der systematischen wissenschaftlichen Erforschung der Inhaltsstoffe des Olivenblattes bzw. Olivenöls. So wurden die Inhaltsstoffe und deren gesundheitsfördernde und therapeutische Eigenschaften entschlüsselt. Einer der wichtigsten und auch der am meisten untersuchten, ist das so genannte Oleuropein. Wie Untersuchungen gezeigt haben, wirkt dieser Stoff blutdrucksenkend, krampflösend, schützt vor Herzrhythmusstörungen und erweitert die Blutgefäße. Doch damit nicht genug: Durch die Abspaltung von Wasser (Hydrolyse) zerfällt Oleuropein in zwei weitere Substanzen. Eine davon, die Elenolsäure, wirkt stark antiinfektiv, rückt also Kleinstlebewesen wie Bakterien, Viren und Pilzen zu Leibe; das andere heißt ß-3-4-Dihydroxyphenylethyletahnol (DHPE) und wirkt hypotensiv und hemmt die Bildung von Enzymen, die eine Schlüsselrolle bei der Entstehung von Entzündungen, Arteriosklerose und sogar von Krebs spielen. Angesichts der kürzlich in Japan vom Institut für Lebensmittelforschung durchgeführten Studien wird DHPE mittlerweile zur Behandlung der genannten Erkrankungen in Erwägung gezogen.

Das allgemeine Interesse an pflanzlichen Arzneimitteln ist groß. Die Bedeutung der meist nebenwirkungsarmen „Phytopharmaka" nimmt ständig zu. Das rasch anwachsende Wissen um Wirkungen und Inhaltsstoffe vieler Heilpflanzen als Ergebnis intensiver wissenschaftlicher Forschung in Universität, Industrie und Klinik trägt stark zum anerkannten Stellenwert vieler altbewährter Heilmittel bei.

Qualität der Olivenblattextrakte

Für die Qualität eines Pflanzenextraktes sind viele Faktoren maßgebend. Die biologische Kultivierung, der Standort, das Klima, die Reife, der Erntezeitpunkt, die Trocknung und Lagerbedingung bzw. Lagerungsdauer des Rohmaterials haben unmittelbaren Einfluss auf die Konzentration der Inhaltsstoffe. Auch die Art und Weise der Gewinnung des Extraktes ist entscheidend: Extraktion mit Wasser, Alkohol, Aceton u.a. beeinflussen die Qualitätsmerkmale. Standardisierte Herstellungsverfahren gewährleisten heutzutage die hohe Qualität.

Qualität der Olivenblattextrakte aus naturheilkundlicher Sicht: Der Extrakt als Ganzes ist als „Wirkstoff“ anzusehen

Heilpflanzen sind Vielstoffgemische mit einer Vielzahl von differenzierten Inhaltsstoffen. Daher gehört zur spezifischen Wirkung einer Pflanze auch die Gesamtheit ihrer Haupt- und Nebenwirkstoffe. Die meisten pflanzlichen Heilmittel enthalten mehrere aktiv wirksame Heilstoffe aus verschiedenen Stoffgruppen. Der vorherrschende Wirkstoff bestimmt dabei das Einsatzgebiet. Er wirkt in unserem Organismus gezielt auf bestimmte Gewebe, Organe und/oder Funktionssysteme, indem er die Abwehrkraft stärkt, die Funktion eines Organs oder Systems unterstützt und die körpereigenen Heilungskräfte fördert.

Bevorzugen sollte der Anwender Olivenblattextrakte mit allen naturbelassenen Substanzen, d.h. weder isolierte Inhaltsstoffe mit hochkonzentrierten Einzelstoffen noch Extrakte mit zusätzlich angereicherten synthetischen Wirkstoffen. Dafür gibt es eine einfache Erklärung: In der traditionellen Heilkunde verwendet man keine künstlich isolierte Einzelsubstanz. Man verwendet eine Heilpflanze als Ganzes oder Teile einzeln oder gemischt von ihr (Blätter, Blüten, Äste, Stämme, Wurzeln). Diese werden entweder mit Wasser zubereitet (Abkochung), in Alkohol sehr lange eingeweicht (Trinktur) oder pulverisiert und mit Honig verarbeitet (Kugel). Der Stand der aktuellen technischen Entwicklung z.B. zur Isolierung der Inhaltsstoffe ist dabei für die traditionelle Heilkunde unerheblich, weil diese nicht nur den Menschen als Ganzes, sondern auch die verwendeten Heilmittel (Pflanzen, Mineralien und Tiere) als das Ganze sieht. Es wird das dynamische Gleichgewicht des Menschen betrachtet und bei Krankheiten wieder hergestellt - im Einklang mit dem Gleichgewicht der Heilmittel. Das harmonische Spiel aller Inhaltsstoffe eines Heilmittels kann nur aufrechterhalten werden, wenn es so belassen bleibt, wie es in der Natur gegeben ist. Komplett lässt es sich nicht kopieren und das Manipulieren verursacht Disharmonie des Zusammenwirkens aller Inhaltsstoffe.

Wie andere Pflanzen verfügen auch Olivenblätter neben dem bisher bekannten Hauptwirkstoff „Oleuropein“ nachweislich über eine Vielzahl von weiteren bioaktiven Stoffen, die dem menschlichen Organismus nützen. Inzwischen werden die vielseitig wirksamen Eigenschaften auch anderen Inhaltsstoffen der Olivenblätter zugeschrieben. Selbst die Stoffe, die nicht für seine herausragende Stellung verantwortlich sind, bilden zusammen ein hochwirksames Potenzial. Aus der Pflanzenheilkunde weiß man, dass sich die einzelnen Inhaltsstoffe von Obst, Gemüse, Kräutern und Wurzeln nicht getrennt voneinander betrachten lassen. In ihrer natürlichen Komposition wirken die Inhaltsstoffe gemeinsam und beeinflussen sich stets gegenseitig. Deshalb ist es problematisch, nur die wichtigsten zu konzentrieren oder zu isolieren und für ein Präparat zu verarbeiten. Womöglich beraubt man sie damit wertvoller Anteile, ohne die sie nicht voll wirkungsfähig sind. Außerdem lässt sich auch der Synergie-Effekt verschiedener identifizierter bzw. noch zu identifizierender Inhaltsstoffe nicht unterschätzen: er ist für die einmalige Heilwirkung der Extrakte ausschlaggebend.

Heute hat sich auch in der naturwissenschaftlichen Phytopharmakologie die Erkenntnis durchgesetzt, dass selbst Nebenwirkstoffe und Begleitstoffe von Bedeutung für die Wirkungsmodulation und Resorption sind. Deshalb betrachtet man den nativen, nicht angereicherten Extrakt als optimales Wirkprinzip der meisten Drogen. Aus diesem Grund ist bei den Phytopharmaka der Pflanzenextrakt in seiner Gesamtheit der Wirkstoff, während bei chemisch-definierten Arzneimitteln nur eine ganz bestimmte Substanz als arzneilich wirksamer Stoff enthalten ist.

Dieses Prinzip gilt genauso für das vollständige Bewahren der Heilwirkung bei der Herstellung der Olivenblattextrakte. „Interessanterweise waren Extrakte mit einer Mischung aus bekannten und unbekannten Phenolen in viel niedrigeren Konzentrationen wirksamer als die einzeln getesteten Verbindungen, was als Hinweis auf synergistische Effekte zwischen den einzelnen Verbindungen gelten kann“, so war die Feststellung von Owen´s Untersuchung (Owen et al., 2000)

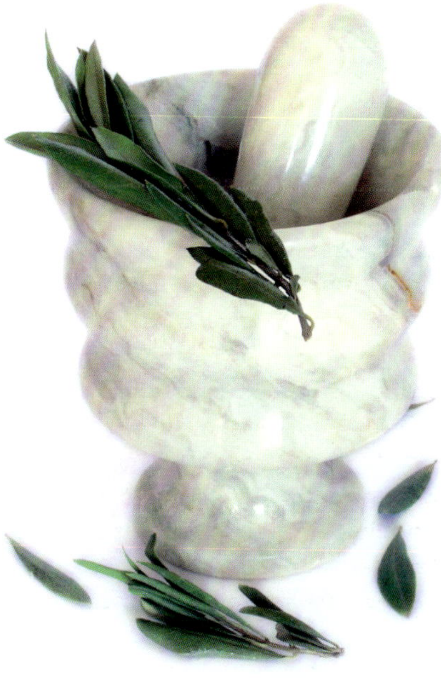

Eines ist noch zu bedenken: die isolierten und konzentrierten Inhaltsstoffe natürlicher Herkunft mögen teilweise auf den ersten Blick bei der Anwendung wirksamer sein, aber ob sie bei längerfristiger Anwendung genauso nebenwirkungsfrei bzw. nebenwirkungsarm wie die ursprünglichen Pflanzen sind, bleibt fraglich.

Die hochwertigen flüssigen Extrakte aus Olivenblättern weisen eine braune bis dunkelbraune Farbe auf, da durch die Extraktion die natürliche silbergrüne bis grüne Farbe der Blätter nicht erhalten werden kann und daher das Grün auch nicht mehr vorhanden ist. Um dies zu verdeutlichen nehmen wir ein Beispiel aus dem alltäglichen Teekochen: wenn wir irgendeinen Kräutertee wie zum Beispiel grünen Tee oder Salbei-Tee mit heißem beziehungsweise kaltem Wasser aufgießen, bekommen wir nach dem Ziehen nur eine bräunliche bis dunkelbraune Farbe je nach Aufbereitungsdauer und Teekonzentration. Wir werden aus den grünen Teeblättern keine grüne Flüssigkeit bekommen.

Ganz wichtig ist auch die Unbedenklichkeit und gute Verträglichkeit eines Heilmittels beziehungsweise einer Phytopharmaka mit der richtigen nicht zuletzt der individuellen Dosierung. Dies trifft auf Olivenblattextrakt in besonderem Maße zu.

Ein Blick auf die Qualitätsmerkmale der Pflanzenextrakte aus Sicht moderner Phytopharmakologie

Die moderne, schulmedizinisch geprägte Phytotherapie unterscheidet sich grundlegend von ,,alternativen Behandlungsmethoden". Von „chemischen Arzneimitteln" unterscheiden sich Phytopharmaka im Wesentlichen dadurch, dass sie als Wirkstoff eine pflanzliche Zubereitung anstelle definierter chemisch-synthetischer Substanzen enthalten. Arzneimittel, die einzelne, aus Pflanzen isolierte Wirkstoffe enthalten, gelten nicht als ,,Phytopharmaka", da ihnen die natürlichen Begleitstoffe die an der Gesamtwirkung beteiligt sind, fehlen.

Unter einem Extrakt versteht man die mit Hilfe eines Lösungsmittels (Auszugsmittels, Extraktionsmittels) gewonnenen Inhaltsstoffe einer Pflanze. Aus ein und derselben Heilpflanze können völlig unterschiedliche Extrakte gewonnen werden, je nachdem, welches Lösungsmittel und welcher Pflanzenteil genutzt wird. Wurzeln können z.B. gänzlich andere Inhaltstoffe aufweisen als Blätter.

Um über die Qualität pflanzlicher Extrakte sprechen zu können, wollen wir uns zuerst einen kurzen Überblick über den Aufbau einer Arzneipflanze schaffen.

Der Aufbau aller Heilpflanzen verfügt vom pharmazeutischen Gesichtspunkt aus, abgesehen vom chemisch unterschiedlichen Aufbau, über eine gemeinsame Struktur:

Pflanzeninhaltstoffe
- Wirkstoffe
- Begleitstoffe

Zunächst besteht eine Heilpflanze aus mehreren Wirkstoffen bzw. Wirkstoffkomplexen. Ein Wirkstoff ist für die therapeutische Wirkung einer Pflanze verantwortlich (wirksamkeitsbestimmend). Eine weitere Stoffgruppe sind die Begleitstoffe. Sie sind zwar nicht direkt für die Hauptwirkung zuständig, können diese jedoch unterstützen, indem sie die Aufnahme der Wirkstoffe in den Körper (Bioverfügbarkeit) begünstigen oder toxische und allergene Stoffe neutralisieren (wirksamkeitsmitbestimmend).
Es sind zwar die Wirkstoffe bei vielen Heilpflanzen noch nicht bekannt, gleichwohl die Wirksamkeit der Pflanze bzw. ihrer Zubereitungen wissenschaftlich belegt ist. Generell wird bei Heilpflanze immer die Droge bzw. die Zubereitung als wirksamer Bestandteil betrachtet, unabhängig davon, ob die wirksamkeitsbestimmenden Inhaltstoffe nun bekannt sind oder nicht.

Das Pflanzenmaterial bestimmt die Qualität

Pflanzen stellen die Rohstoffe für die Herstellung eines Extraktes dar. Die wichtigste Voraussetzung für die Herstellung eines hochwertigen Extraktes ist die Wahl des richtigen Ausgangsmaterials - der Pflanze.
Entscheidend ist dabei zunächst, aus welcher Pflanzenart ein Extrakt hergestellt wird, da naturgemäß unterschiedliche Pflanzenarten auch unterschiedliche Inhaltsstoffe enthalten.
So stammen zum Beispiel verwendete Olivenblätter für den Olivenblattextrakt aus dem Olivenbaum der Art „Olea europaea L.“ (Echter Olivenbaum), deren Blätter heute weltweit intensiv erforscht sind.

Außerdem unterliegt der Inhaltsstoffgehalt auch noch Schwankungen aufgrund äußerer Einflüsse. Jede Pflanze ist ein natürliches System, das sich seiner Umgebung anpasst und durch sie verändert wird. Hier haben Wachstumsbedingungen, wie z. B. der Standort, die Vegetationsperiode und die Bodenqualität, einen wichtigen Einfluss auf die Art und Menge der von der Pflanze gebildeten Inhaltsstoffe. Am besten lassen sich diese Einflüsse kontrollieren, wenn das Pflanzenmaterial aus kontrollierten Kulturen stammt, in denen die Anbaubedingungen und Erntezeiten optimiert werden können. So kann während der Vegetationsperiode der Anstieg der wirksamkeitsbestimmenden Inhaltsstoffe überwacht und die Ernte zum bestmöglichen Zeitpunkt durchgeführt werden. Auf diese Weise erhält man ein relativ einheitliches Pflanzenmaterial, das praktisch frei von Pflanzenschutzmittel-Rückständen und Verunreinigungen mit anderen Pflanzenarten ist und einen möglichst hohen Gehalt an den gewünschten Inhaltsstoffen aufweist.

Zur Herstellung eines Extraktes kann die frische Pflanze, die getrocknete, zerkleinerte Pflanze (Droge) weiterverarbeitet werden.

Beispielsweise werden schon vor der Blütezeit zwischen April und Juli - je nach Region- die Olivenblätter für medizinische Zwecke geerntet.

Zubereitungsart bei der Herstellung

Ein wichtiger Punkt bei der Herstellung von Pflanzenextrakten ist die Wahl des richtigen Lösungsmittels. Aus ein und derselben Pflanze (bzw. ein und demselben Pflanzenteil) können mit verschiedenen Auszugsmitteln unterschiedliche Extrakte gewonnen werden, die auch unterschiedliche Wirkungen aufweisen. Art und Konzentration des Auszugsmittels bestimmen, welche und wie viele Pflanzeninhaltsstoffe in den Extrakt übergehen. Demnach kann der Pflanze je nach Hydrophilie (Wasserlöslichkeit) oder Lipophilie (Fettlöslichkeit) ein völlig anderes Wirkstoffspektrum entzogen werden. Dieses Wirkstoffspektrum hat wiederum entscheidenden Einfluss auf die Wirksamkeit eines Extraktes. Dabei werden mit Wasser die wasserlöslichen und mit Alkohol oder Aceton die fettlöslichen Inhaltsstoffe aus dem Pflanzenmaterial herausgelöst. Wasser-Alkohol-Gemische lösen in Abhängigkeit von ihrem Mischungsverhältnis in unterschiedlichem Maß sowohl wasser- als auch fettlösliche Inhaltsstoffe.

Neben dem gewählten Extraktionsmittel ist ein weiterer entscheidender Faktor bei der Herstellung von Extrakten das so genannte Droge-Extrakt-Verhältnis, kurz DEV. Diesem Verhältnis kommt insbesondere bei der Bewertung der Qualität pflanzlicher Extrakte eine große Bedeutung zu.

Hinzu spielt auch die Art des Extraktionsverfahrens auch eine wichtige Rolle, der sich auf die Zusammensetzung und Beschaffenheit des Extraktes auswirkt.

Zum Schluss wird der Extrakt zum Fertigpräparat mit einer bestimmten Darreichungsform und Haltbarkeit verarbeitet. Die Herstellung erfolgt mit technologischen Verfahren und zusammen mit Hilfs- und Zusatzstoffen (Trägerstoffe, Füllstoffe, Konservierungsstoffe ect.).

Keine Kompromisse dürfen in den Produktionsstätten der Hersteller gemacht werden. Welche Extraktionsmittel dort die wirksamen Bestandteile der Pflanzen wie auslösen und in welcher chemischen Prozedur der Sud später angereichert, gesäubert und verfeinert wird, bleibt gut gehütetes

Betriebsgeheimnis der Hersteller. Der entstandene Flüssigextrakt wird dann zu verschiedenen Darreichungsformen weiterverarbeitet:
Direkt als Flüssigextrakt bzw. Tinktur mittels aufwendiger galenischer Verfahren zu den festen Formen, wie zum Beispiel Tabletten, Kapseln, Dragees, Pulver, Granulat und zu den halbfesten: Salbe, Lotion, Gel, Creme, Paste und Liniment.

Entscheidend für die Qualität pflanzlicher Extrakte ist Know-how und Sorgfalt mit der sie gezüchtet, zur rechten Zeit geerntet, getrocknet, aufbereitet, veredelt und verpackt werden.

Verpackungen

Die Verpackung ist ein wesentlicher Bestandteil eines Fertigpräparates. In erster Linie schützt die Verpackung den Inhalt vor äußeren Einflüssen, wie Licht oder Wärme. Außerdem dient sie als Informationsträger, da sie den Namen des Heilmittels, den Namen des Herstellers, sowie Registriernummer enthält. Ferner trägt die Verpackung das Verfallsdatum und eventuell die Chargennummer.

Produkte pflanzlicher Herkunft auf dem Markt

Die Produkte pflanzlicher Herkunft, die sich zurzeit am Markt befinden, lassen sich im Wesentlichen in drei Gruppen unterteilen:

- Pflanzliche Heilmittel (Phytopharmaka)
- Nahrungsergänzungsmittel
- Kosmetikprodukte.

Bei den Phytopharmaka werden wiederum die traditionell angewandten und die rationalen Phytopharmaka unterschieden.

„Traditionell" sind jene, die schon seit Jahrhunderten bzw. Jahrtausenden am Menschen erfolgreich und komplikationsfrei angewandt werden, deren Heilwirkung zwar weder pharmakologisch noch klinisch nachgewiesen wurde (oder nicht nachgewiesen werden konnten), aber aufgrund langjährigen therapeutischen Erfahrungen die Anforderungen an die Wirksamkeit und Unbedenklichkeit als bereits erfüllt betrachtet werden. Die Palette besteht aus frei verkäuflichen Heilkräutern, Arzneitees, -Kapseln, - Dragees, -Tinkturen oder Geisten.

Darreichungsform von Olivenblattextrakten:

Feste Form (Kapsel, Tablette, Dragee) oder flüssige Form (Flüssigextrakt, Tinktur)

Die Bioverfügbarkeit hängt erstens von den Stoffeigenschaften der Heilpflanze und zweitens von ihrer Darreichungsform ab. Bei einem Flüssigextrakt werden die Wirkstoffe beispielsweise schon über die Mundschleimhaut zum Teil resorbiert, bei Tabletten bzw. Kapseln müssen sie erst über den Magen-Darm-Trakt in die Blutbahn aufgenommen werden.

Grundsätzlich können flüssige Olivenblattextrakte vom Körper besser und schneller resorbiert werden. Wenn sie auch noch aus frischen Blättern mit moderner Technologie und Know-how gewonnen sind, sind sie umso effektiver und bioenergetisch und um ein Vielfaches aktiver. Olivenblattextrakte in Kapseln, Tabletten oder Dragees sind wiederum als Alternative auf Reisen und für unterwegs zum Mitnehmen sehr praktisch.

Eins ist noch zu beachten: Es besteht ein großer Unterschied zwischen dem eingekapselten Olivenblattextrakt aus direkt fein gemahlenem Pulver aus Olivenblättern und dem Siccumextrakt aus Olivenblättern, d.h. Trockenextrakt aus einem rieselfähigen Pulver, welches aus konzentrierten Zubereitungen von flüssiger (Flüssigextrakt, auch Fluidextrakt genannt), von halbfester bzw. zähflüssiger (Spissumextrakt) Beschaffenheit durch vollständige Verdampfung des Lösungsmittels gewonnen ist und mit diversen Hilfsstoffen und anschließender Mahlung entsteht, und das zu Kapseln, Tabletten oder Dragees weiterverarbeitet werden.

Die flüssigen Olivenblattextrakte zum Beispiel, die aus frischen, weder lang gelagerten noch getrockneten Blättern, schonend gewonnen werden, weisen die höchste Bioaktivität der Inhaltsstoffe auf.

Noch zu erwähnen ist es, dass Kapseln/Tabletten/Dragees aus Siccumextrakt viel konzentrierter und wirksamer als eingekapselter Extrakt aus fein gemahlenem Olivenblätterpulver ist.

Wässrige und alkoholische Olivenblattextrakte: Für welche Krankheiten sind welche geeignet?

Wässrige und alkoholische Extrakte aus denselben Rohstoffen, in diesem Fall aus denselben Olivenblättern, können unterschiedliche Wirkung bzw. Wirksamkeit aufweisen. Auch der Einsatz beziehungsweise die Anwendung von wässrigen und alkoholischen Olivenblattextrakten sollten individuell und differenziert behandelt werden.

Während die wässrigen Extrakte aus Olivenblättern in der Regel für alle geeignet sind, weisen die alkoholischen Extrakte aus Olivenblättern mit Alkoholanteil variierend von 2% bis zu 40% Einschränkungen beim Einsatz auf und sind nicht geeignet für folgende Zielgruppen bzw. Indikationen:

- Schwangere
- Säuglingen und Kleinkinder
- Diabetiker

- Erhöhte Leberwerte
- Lebererkrankungen
- Alkoholabhängige
- Darmpilz-Befall, z. B. Candida-Befall
- Erkrankungen bei Stoffwechselstörung

Wellness-Getränke / Säfte mit Zusatz von Olivenblattpulver bzw. Olivenblattextrakten

Kommen Wellness-Getränke für therapeutische Zwecke in Frage?

Die Antwort ist ein klares Nein!

Nachdem sich die probiotischen Milchprodukte als erste Produktgruppe einen festen Platz im Regal sichern konnten, ist die Vielfalt so genannter funktioneller Lebensmittel inzwischen enorm und erstreckt sich über praktisch alle Segmente. Beispielsweise existieren mittlerweile auch Wellness-Getränke/-Säfte mit Zusatz von Olivenblattextrakt und mittels diverser Marketing- und Werbemethoden wird eine vielversprechende positive Gesundheitswirkung suggeriert. In diesem Fall liegt die Kombination mit Wasser, Fruchtsäften und niedrig dosierten Zusätzen von Antioxidantien aus Olivenblättern bzw. aus Olivenblattextrakten, Vitaminen und/oder Mineralien voll im Trend. Durch bestimmte Zusatzstoffe wie Farbstoffe und Aromen natürlicher oder synthetischer Herkunft kann bei Verbrauchern der Eindruck einer besseren Produktqualität entstehen. Aromen beispielsweise verfälschen das natürliche Geschmacksempfinden und können den Eindruck eines höheren Frucht- oder Wirkstoffanteils als tatsächlich vorhanden erwecken.

Verbraucherschützer indes warnen: Wellness-Getränke/Säfte versprechen oft zu viel. Kennzeichnungen seien häufig falsch und Dosierungen für spürbare Wirkungen viel zu niedrig. Sie können weder heilen noch lindern, sondern gehören zu den Lebensmitteln.

Aus Verbrauchersicht ist es wichtig, welche Substanzen in welchen Mengen den Getränken zugesetzt und welche Werbeversprechen gemacht werden.

Patienten, die aus Unwissenheit oder Sparsamkeit minderwertige Naturheilmittel und Wellness-Getränke/-Säfte kaufen, denen in Werbebotschaften unseriös Heilwirkungen zugesprochen wurden, werden vom Effekt enttäuscht sein und das Vertrauen in die pflanzliche Heilmethode verlieren.

Es ist ratsam für Verbraucher und Patienten, die Olivenblattextrakt prophylaktisch (vorbeugend) anwenden oder therapeutisch gegen Beschwerden einsetzen möchten, sich vorher von erfahrenen Therapeuten und Apothekern sachlich und fachlich beraten zu lassen. Zu beziehen sind hochwertige und therapeutisch wirksame Präparate zum Beispiel in der Apotheke.

Die vielseitigen und vielschichtigen Eigenschaften der Olivenblattextrakte

- Antiinfektiva einschließlich antiviraler, antibiotischer und antiparasitärer Eigenschaften von Mutter Natur
- Entzündungshemmer
- Fiebermittel
- Stärkung des Immunsystems
- Steigerung der Vitalität
- Mobilisierung der Energieproduktion im Körper nach Anstrengung oder bei Mehrbedarf
- Erhöhung der Anpassungsfähigkeit des Körpers an Umgebung und Situationen
- Erhöhung der Leistungsfähigkeit
- Verbesserung des Blutflusses
- Erweiterung und Erhöhung der Elastizität der Arterien
- Senkung des Bluthochdrucks und Beseitigung der Herzrhythmusstörung
- Regulierung des Fettstoffwechsels und Reduzierung des erhöhten LDL-Cholesterinspiegels
- Stabilisierung des Blutzuckerspiegels und Reduzierung der Insulineinheit bei Diabetes Typ II
- Vorbeugung gegen Arterienverkalkung und Thrombose
- Anregung des Gallenflusses und Verhinderung von Gallensteinen
- als Radikalenfänger und Vorbeugung gegen Krebs
- Unterstützung der Chemo- und Bestrahlungstherapie bei Krebs

Problem:

Antibiotika-Resistenz in der modernen Medizin

Die Entdeckung des Penizillins 1928 leitet eine der größten Veränderungen in der Geschichte der Medizin ein. Die Wirksamkeit des Penizillins und der im Folgenden entwickelten chemischen Antibiotika überzeugte die Medizinwelt vollkommen davon, dass ansteckende Krankheiten eines Tages ausgerottet werden könnten. Antibiotika sind die Stoffwechselprodukte bestimmter Schimmelpilze und deren synthetische Abkömmlinge. Sie halfen auch, weltweit verbreitete Seuchen, wie die Tuberkulose lange Zeit fast bedeutungslos zu machen. Als nahezu unfehlbar betrachtete man ihre präzise Wirksamkeit gegen bakterielle Eindringlinge.

Das Problem ist selbstverschuldet: Multiresistente Erreger sind das Ergebnis eines jahrzehntelangen Missbrauchs von Antibiotika. Dass sich die widerstandsfähigen Bakterien entwickeln konnten, hat verschiedene Ursachen. Zu lange wurde mit Antibiotika allzu großzügig und sorglos umgegangen. So verschreiben vor allem Hausärzte die Arznei ohne medizinische Notwendigkeit. Die Patienten tun ihr Übriges und dosieren zu niedrig oder zu kurz, so dass die Bildung von Resistenzen gefördert wird. Außerdem trägt der immense Antibiotikaeinsatz in der Tierzucht noch zusätzlich dazu bei, dass sich verschiedene bösartige Erreger genetisch verändern und resistent werden.

Da immer mehr Erreger Resistenzen entwickeln, verlieren Antibiotika im Kampf gegen bakterielle und mykotische Erkrankungen zunehmend ihre Wirkung und so geraten heute die synthetischen Antibiotika mehr und mehr unter Kritik.

Dass sich Bakterien und Pilze an die durch Antibiotika veränderten Lebensbedingungen anpassen, mag nicht verwundern, wenn man sich vor Augen hält, dass sie unendlich viel Zeit dazu hatten: Bakterien sind sehr viel einfacher strukturiert als ein menschlicher Organismus, so dass bei jenen alle 20 Minuten eine neue Generation entsteht.

Problem:

Virustatika in der modernen Medizin

Noch schwieriger ist es, Viren zu bekämpfen, da Viren keine selbstständigen Organismen wie Bakterien und Pilze sind, und für ihre Vermehrung je nach Virusart bestimmte Zellen fremder Organismen (Menschen, Tiere, Pflanzen, Bakterien und andere Lebewesen) benötigen, d.h. sie sind auf den Stoffwechsel dieser Zellen angewiesen. Sie manipulieren ihre Wirtszellen bzw. Wirtsorganismen und entwickeln im Laufe der Zeit Strategien, um den Immunsystemen zu entkommen. Die Molekularbiologie hat drei Strategien herausgefunden:

1. Das Virus ändert sich mit extrem hoher Geschwindigkeit (Mutation), zum Beispiel Grippeviren.

2. Es verfällt in einen „Winterschlaf“ (Persistenz) und wartet auf Wiederaktivierung durch auslösende Faktoren (Erkältung, Stress), zum Beispiel Herpes Viren.

3. Es vermehrt sich unerkannt in der Erbsubstanz, zum Beispiel BVD-Virus in Tieren und Retroviren in Menschen.

Viren scheinen die heimlichen Herrscher zu sein. Während die Virusinfektionen Masern, Mumps, Röteln und Kinderlähmung durch Impfungen in Schach gehalten werden können, kann die Medizin den meisten Viren immer noch nicht beikommen. Es ist äußerst schwierig und problematisch in der modernen Medizin, Präparate aus dem Labor zu entwickeln, die die Entwicklung von Viren hemmen bzw. die Viren direkt abtöten, ohne gleichzeitig die körpereigenen Wirtzellen zu schädigen. Dies erklärt, warum es bis heute keine kausale Bekämpfungsmethode gegen Viren in der modernen Medizin gibt. Diese arbeitet mehr in der Vorbeugung: Schutzimpfungen wie zum Beispiel gegen Kinderlähmung. Der Kampf gegen Viren wird meistens der natürlichen Widerstandskraft des Individuums überlassen.

Wir leben in einer Welt mit Viren, deren Herkunft nicht bekannt ist und die infolge des globalen Handels und der Tatsache, dass infizierte Personen im Laufe eines Tages in der Lage sind, fast jeden Punkt der Welt zu erreichen, jederzeit an jedem Ort ausbrechen können. So gesehen ist es dringend und notwendiger denn je, effektive Mittel als Alternative aus der Natur zu holen. Heilmittel mit stark antiinfektiver Eigenschaft existieren in der Naturheilkunde zum Glück viele. Ein gutes Beispiel ist der Extrakt aus Olivenblättern.

Die antibiotische und antivirale Wirkung der Olivenblattextrakte wurden an mehreren Erregern von Infektionen in vitro (in Kultur) und in vivo (am lebenden Organismus) untersucht: Unter anderem Herpes Viren, Grippe Viren, Hepatitis Viren, HIV Virus, E. coli, Candida albicans etc.

Dr. Morton Walker, ein amerikanischer Mediziner und medizinischer Journalist, bringt in seinem Buch „Nature´s Antibiotic – Olive leaf extract" zum Ausdruck, dass die Blätter des Olivenbaumes eine therapeutische Substanz in Form von "Oleuropein" enthalten. Dabei ist Walker der Auffassung, dass dieses Oleuropein für die Therapie von menschlichen Leiden derart wichtig ist, dass die Blätter des Olivenbaumes (im therapeutischen Sinn) wichtiger als seine Früchte seien.

Wie Walker nicht ganz zu Unrecht vermerkt, befinden sich die heutzutage eingesetzten Antibiotika vielfach bereits auf einem absteigenden Ast, weil durch den unkontrollierten Einsatz dieser Mittel Antibiotika-resistente Bakterien gezüchtet werden, so dass längerfristig der Krieg gegen diese Bakterien mit Hilfe von Antibiotika nicht zu gewinnen ist. Dabei haben Bakterien zusätzlich noch die ziemlich unangenehme Eigenschaft, dass sie Teile ihrer DNS-Struktur mit anderen Bakterienarten austauschen können, so dass sich Antibiotika-Resistenzen in Form eines so genannten "Plasmidtransfers" auch auf andere Bakterien ausbreiten können. In Walkers Buch werden in diesem Zusammenhang dann auch alle nur möglichen pathogenen Mikroorganismen in Form von Viren, Retroviren, Bakterien, Sprirocheten, Rickettsien, Chlamydien, Pilzen, Hefen, Schimmel und Protozoen genannt.

Jack Ritchason aus den USA ist der gleichen Auffassung mit seinem Buch "Olive Leaf Extract-Potent Antibacterial, Antiviral and Antifungal Agent".

Dr. med. James R. Privitera vertritt in California/USA auch in seinem Buch "Olive Leaf Extract: A New/Old Healing Bonanza for Mankind" von 1996 die Auffassung, dass mit diesem Mittel auf der einen Seite alle nur denkbaren Bakterien-, Parasiten- und Virusinfektionen unter Kontrolle gehalten werden können, während andererseits eine entsprechende Stärkung des Immunsystems erfolge. Er hat zahlreiche Erfahrungen in der Praxis gemacht und gibt folgende Indikationsempfehlungen:

- Arthritische Entzündungen
- Zur Reduktion der Insulineinheiten bei Zuckerkrankheit
- Verbesserung der Symptome bei CFS
- Aufbau der Energie
- Verbesserung der Durchblutung
- Linderung der Schmerzen bei Hämorrhoiden
- Linderung von Zahnschmerzen
- Verbesserung der Pilzinfektionen unter anderem Candida-Befall und Parasitenbefall wie zum Beispiel Protozoen und Helminthen (Fräskopfwürmer)

Bei Olivenblattextrakten wirkt die antiinfektive Eigenschaft mit der entzündungshemmenden Kraft zusammen. Die entzündungshemmende Eigenschaft der Extrakte kommt dabei der Wirkung von Cortison nahe. Vermutlich deswegen, weil die Inhaltsstoffe der Extrakte die Bildung beziehungsweise die Aktivität entzündungsfördernder Stoffe hemmen. Solche Stoffe sind z.B. Leukotriene und bestimmte Enzyme (unter anderem der 5-Lipoxygenase). Leukotriene spielen eine wichtige Rolle bei chronisch-entzündlichen Erkrankungen der Gelenke und des respiratorischen Systems, hauptsächlich Asthma bronchiale.

Wegen der komplexen chemischen Strukturen verschiedener Stoffklassen der Substanzen in Olivenblättern lässt sich vermuten, dass es fast unmöglich ist, dass die Krankheitserreger resistent dagegen werden.

Die Verträglichkeit und die möglichen Reaktionen

Herxheimer-Jarisch-Reaktion: Erstverschlimmerung

Olivenblattextrakte sind pflanzliche Heilmittel ohne Nebenwirkungen und weisen in der Praxis sehr gut Verträglichkeit auf; jedoch kann es nach der Einnahme zu einer körperlichen Reaktion kommen, der so genannten „Herxheimer-Jarisch-Reaktion" (oder „Die-off"-Effekt). Der Begriff kommt ursprünglich aus der Syphilis-Behandlung mit Antisyphilitikum wie etwa Verstärkung syphilitischer Hauterscheinungen mit Fieber und allgemeinem Krankheitsgefühl wenige Stunden nach Injektion eines gegen Erreger wirksamen Mittels.

Benannt ist es nach dem deutschen Dermatologen Karl Herxheimer (1861-1944) und dem österreichischen Dermatologen Adolf Jarisch (1850-1902).

Das Auftreten ist bei Personen besonders wahrscheinlich, die stark mit gesundheitsschädlichen Mikroorganismen oder Toxinen belastet sind.

Hervorgerufen wird diese Erstverschlechterungsreaktion durch Toxine, die durch die beschleunigte Keimvernichtung beim Zerfall von Mikroorganismen in relativ kurzer Zeit freigesetzt werden und die dann im Blutstrom zirkulieren. Dies verursacht die ersten Verschlimmerungen der bestehenden Beschwerden bzw. vorübergehend neue Beschwerden. Diese Reaktion kann binnen Stunden, Tagen und Wochen nach Beginn der Einnahme von Olivenblattextrakten bzw. bei Erhöhung der Dosierung auftreten.

Sie zeigt sich meistens anfänglich durch grippeähnliche Beschwerden wie zum Beispiel Müdigkeit, Schläfrigkeit, Kältegefühl, Übelkeit, erhöhte Körpertemperatur, Nachtschweiß, Kopfschmerzen, Gliederschmerzen, Ohrenschmerzen, Depression oder Hautausschläge sowie durch Verstärkung bestehender Krankheitssymptome. Es können auch alte Beschwerden, die man nicht mehr hatte, vorübergehend wieder auftreten. Mit einem Wort: Äußerung, Stärke und Dauer dieser Reaktion sind sehr individuell und variieren von Patient zu Patient. Manche Patienten erleben diese Reaktion überhaupt nicht.

Wenn diese Symptome auftreten, so sind sie ein gutes Zeichen dafür, dass Olivenblattextrakte ihr Ziel erreicht haben. Nach Abbau der Toxine durch den Organismus verschwinden die vorübergehenden Symptome wieder und die Genesung setzt ein. Auch bei Einnahme von Olivenblattextrakten gegen Entzündungen könnte zunächst eine Verstärkung der Symptome auftreten, da diese meisten auch infektiösen Ursprungs sind.

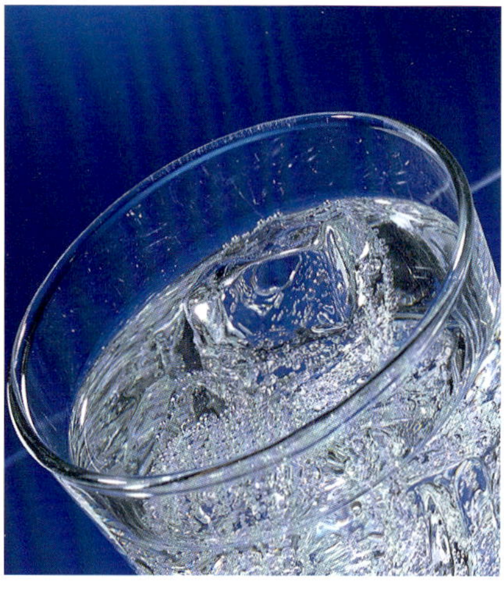

Bei solchen Reaktionen empfehlen sich zusätzliche Entgiftungsmaßnahmen wie folgt:

1. *Bewusst vermehrte Wasserzufuhr bis zu 3 Liter, jedoch nicht weniger als 2 Liter pro Tag, stilles Wasser bevorzugen, um die Toxine auszuschwemmen und die Nährstoffe durch den Körper zu transportieren. Man sollte dabei auch Salz bei dieser Trinkmenge ergänzen.*

   Faustregel für Erwachsene:
   2 Liter Wasser pro Tag und ca.3 g Speisesalz über den Tag mit Wasser einnehmen.

   Ausnahme: Herzschwäche, Nierenfunktionsstörungen bzw. Nierenschädigungen

2. *Zufuhr von natürlichem Vitamin C (z.B. frisch gepresster Zitronen- und Orangensaft, vermehrter Verzehr von Petersilien, Paprika, Kiwis und Physalis etc.) oder Kräutertees bzw. Pflanzenpräparate (wie zum Beispiel Löwenzahn-, Mariendistelpräparat ect.), um die Entgiftungsfunktion der Leber zu unterstützen.*

3. *Anwendungen von Meersalzbädern bzw. Saunen*

4. *Ausleitungsverfahren durch einen erfahrenen Therapeuten durchführen lassen*

5. *Individuell zugeschnittener Ernährungsplan bzw. eine Ernährungsumstellung*

6. *ggf. zusätzlich unterstützend Nahrungsmittelergänzungen wie z.B. Coenzym Q10, OPC, Mikroalgen, etc. oder der Verzehr von Heilerde*

7. *Verzicht auf Alkohol.*

Sollte die Herxheimer-Jarisch-Reaktion zu schwer verlaufen, kann auch die Dosis von Olivenblattextrakten vorerst reduziert bzw. ganz abgesetzt werden, bis die Reaktion abgeklungen ist. Anschließend sollten Olivenblattextrakte einschleichend bis zu einer richtigen Dosis wieder eingenommen werden.

In der Praxis brechen manche Patienten bei der ersten Verschlimmerung aus Unwissen oder aus Angst vor „Nebenwirkungen“ die Anwendung von Olivenblattextrakten ab, was falsch ist. Daher ist fachliche Kompetenz und Beratung eines Therapeuten bei der Olivenblattextrakt-Anwendung notwendig und hilfreich. So können viele Missverständnisse und Bedenken von vornherein vermieden werden.

Olivenblattextrakte sind sichere Heilmittel, in manchen Fällen aber können sie, wie viele andere Heilpflanzen auch, zu einer lokalen Reizung der Magenschleimhaut führen. Deswegen sollten die Extrakte bei empfindlichem Magen ca. 30 Minuten nach dem Essen eingenommen und gegebenenfalls mit wenig Wasser 1:1 bis 1:2 verdünnt werden. Gründliches Einspeicheln ist dabei besonders wichtig.

Vorsichtige Anwendung bei Schwangerschaft

Da keine ausreichenden Untersuchungen in dieser Hinsicht durchgeführt worden sind und auch keinerlei Erfahrungen aus der Praxis vorliegen, wird von der Einnahme von Olivenblattextrakten in der Schwangerschaft abgeraten bzw. sollte sie nur nach ärztlicher Absprache erfolgen.

Dosierungsempfehlungen

Der berühmteste Arzt des deutschen Mittelalters, Paracelsus (1493-1541) formulierte, dass „die Dosis darüber entscheidet, ob etwas Gift oder Arznei ist".

Für die Wirkung eines Heilmittels wie für alle anderen Arzneimittel ist die richtige Dosierung eine zwingende Voraussetzung. Die Dosierung für die Einnahme von Olivenblattextrakten fällt wie für die meisten Naturheilmittel in der Praxis je nach Konzentration der Inhaltstoffe bzw. Darreichungsform des Extraktes sehr individuell aus und sollte vor der Anwendung mit einem erfahrenen Arzt bzw. Therapeuten abgesprochen werden.

In der Regel wird dabei zwischen Vorbeugung, Therapie oder Einsatz bei akuten und bei chronischen Beschwerden unterschieden. Außerdem spielen bei der Dosierung auch der Gesamtgesundheitszustand des Individuums, die Ausprägung der Krankheitsbilder und die Empfindlichkeit des einzelnen Organismus gegenüber Heilpflanzen eine Rolle. Aus Gründen der Effektivität und Kosten sind die kompetenten Ratschläge erfahrender Therapeuten immer sinnvoll.

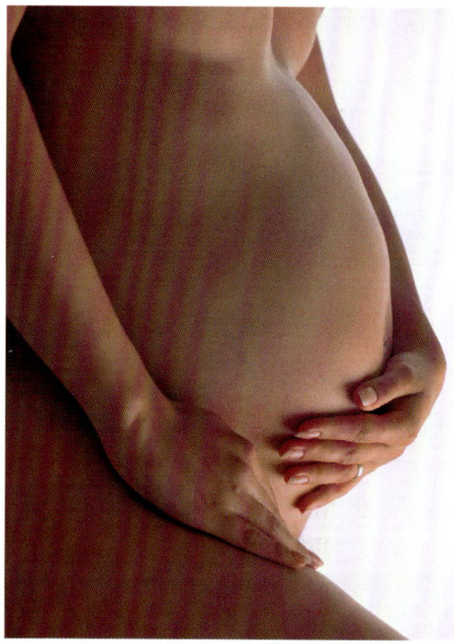

Die folgenden Dosierungsempfehlungen und Anwendungserfahrungen aus der Praxis beziehen sich erfahrungsgemäß ausschließlich auf einem zucker- und alkoholfreien flüssigen Olivenblattextrakt (Firma SinoPlaSan) mit naturbelassenen Inhaltsstoffen und dem Trägerstoff Glycerin.

- Zur Vorbeugung wird empfohlen, morgens 1x 5ml (ca. 1 Teelöffel), nüchtern und pur einzunehmen.
- Als Standarddosierung wird bei der Therapie chronischer Beschwerden empfohlen, 3x täglich, am besten morgens, mittags und abends je 5ml – 10ml Olivenblattextrakt nüchtern und pur einzunehmen.

- Bei akuten Beschwerden kann die Einnahmemenge verdoppelt bzw. Einnahmehäufigkeit gesteigert werden.

- Kinder erhalten in der Regel die halbe Dosis. Grundsätzlich gilt bei der Einnahme des flüssigen Extraktes: Einspeicheln und schlucken ist schneller wirksam als nur schlucken, da die Inhaltsstoffe von der Mundschleimhaut teilweise schon aufgenommen und über die Mundschleimhaut resorbiert werden.

Die wichtigste und preiswerteste begleitende Maßnahme bei der Einnahme von Olivenblattextrakten: Ausreichende Wasserzufuhr. Jeder weiß, dass es ohne Wasser kein Leben gibt. Unser Körper besteht zu ca. 75% und das Gehirn sogar zu ca. 85% aus Wasser. Wasser ist für die Aufrechterhaltung der physiologischen und physischen Funktionen und für das Wohlbefinden des menschlichen Organismus äußerst wichtig. Es dient dem Transport aller Stoffe im Körper, liefert die Kraft und die elektrische Energie für alle Gehirnfunktionen und ist unabdingbar für die Ausscheidung der giftigen Abfallstoffe. Mit anderen Worten ist Wassermangel für alle Funktionsstörungen und Beschwerden mit verantwortlich.

„Man sollte jeden Tag eine halbe Stunde vor jeder Mahlzeit zwei Gläser Wasser und zweieinhalb Stunden nach jeder Mahlzeit ein Glas Wasser zu sich nehmen. Wer mehr Wasser trinkt, sollte auch mehr Salz einnehmen, um den durch die erhöhte Urinmenge bedingten Salzverlust auszugleichen“, so rät Dr. Batmangelidj in seinem Buch »Sie sind nicht krank, sie sind durstig!« Er schreibt: „Der Gedanke, Tee, Kaffee, Alkohol und industriell hergestellte Getränke könnten den Bedarf des Körpers an reinem Wasser ersetzen, ist grundlegend falsch, insbesondere, wenn dieser im Alltag großem Stress ausgesetzt ist … Zwar bestehen diese Getränke zu einem großen Teil aus Wasser, die meisten von ihnen enthalten jedoch entwässernde Substanzen, zum Beispiel Koffein. Diese Substanzen entziehen dem Körper nicht nur das Wasser, in dem sie gelöst sind, sondern zapfen zusätzliche Wasserreserven an. Wenn man Kaffee, Tee oder ein Bier trinkt, verliert der Körper mehr Wasser, als im jeweiligen Getränk selbst enthalten ist. Daher sollte man unbedingt bewusst zusätzlich Wasser zu sich nehmen, nachdem man Getränke jeder Art getrunken hat".

In der Regel sollten bis zu 3 Liter Wasser, jedoch wenigstens 2 Liter pro Tag getrunken werden. Dies gilt nicht für diejenigen, die Nieren- und Herzschäden haben (s.o.). Das Vielwassertrinken ist die einfachste und günstigste, zugleich auch die wichtigste Maßnahme zur Abschwächung der ersten Verschlimmerung durch die Herxheimer-Jarisch-Reaktion.

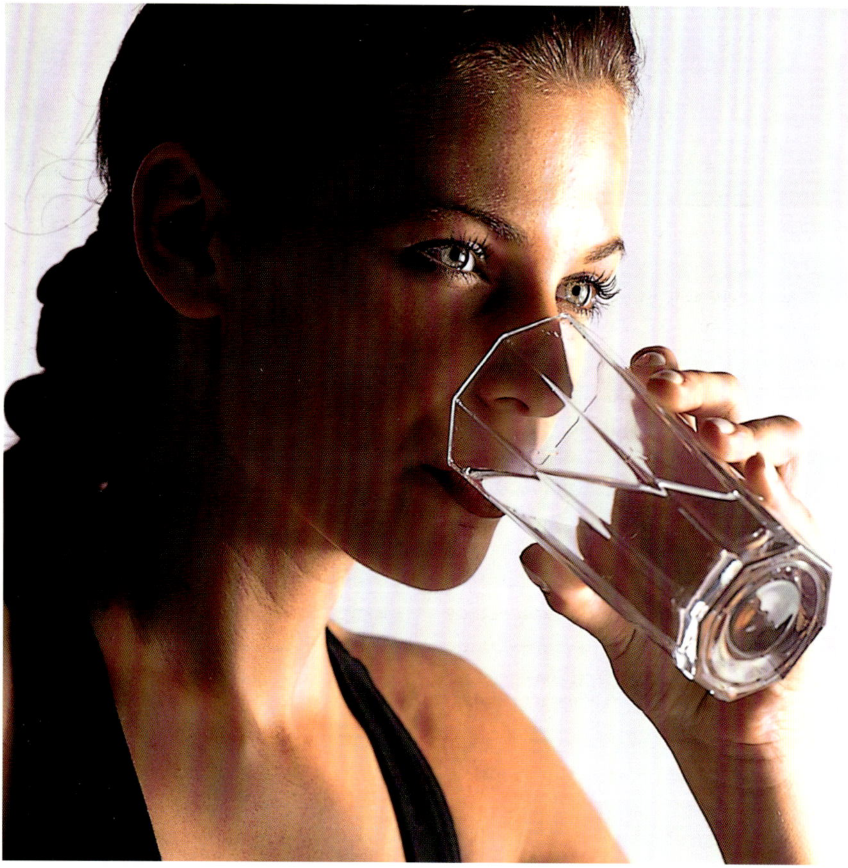

Heutzutage beeilen sich zahlreiche Hersteller von Schönheitspflegemitteln, auf den Etiketten anzugeben, dass ihre Produkte Olivenblattextrakt enthalten. Gegenüber diesen Produkten ist Vorsicht geboten: Es ist nicht alles Gold, was glänzt!

Viele Pflegemittelprodukte sind weit davon entfernt unschädlich für die Haut zu sein. Mehrere von ihnen enthalten Chemikalien, deren Langzeitwirkungen entweder schädlich oder nicht genügend bekannt sind. Auch wenn diese Produkte natürliche Stoffe wie Olivenblattextrakt bzw. Olivenöl, Proteine und Vitamine enthalten, erweisen sie sich oft als unwirksam, da die natürlichen Stoffe einen zu geringen Anteil ausmachen.

Glücklicherweise gibt es aber auch ausgezeichnete Pflegemittel auf der Basis natürlicher Substanzen ohne schädliche Zusatzstoffe. Trotzdem muss der Verbraucher sehr aufpassen, dass er nicht nur auf verführerische Werbung hereinfällt.

Cremes aus Olivenblattextrakte mit hochkonzentrierten Inhaltsstoffen weisen ausgezeichnete Eigenschaften und Qualität auf, und nur diese sind therapeutisch empfehlenswert und eignen sich nicht nur als Schönheitspflegemittel, sondern auch als Salbe zur Unterstützung der medizinischen Anwendung bei Hautkrankheiten und Wundheilungsstörungen. Mehrere verschiedene Sorten von Cremes sind im Handel erhältlich. Eine davon möchte ich als Beispiel vorstellen, welche in der Praxis gute Verträglichkeit aufweist und therapeutisch unterstützend zur innerlichen Anwendung ist.

Olivenblattextrakt-Creme (kurz: OBE-Creme)

Zusammensetzung und Eigenschaft

Die Inhaltsstoffe bestehen aus dem Extrakt von Olivenblättern, allerdings ergänzt durch Methylsulfonylmethan (MSM) und Traubenkernextrakt (OPC).

An erster Stelle der Wirkung stehen auch hier das Oleuropein und seine Derivate sowie andere phenolische Verbindungen, die ein antinfektives Breitwirkspektrum aufweisen und darüber hinaus entzündungshemmend, juckreizstillend und antioxidativ wirken (s.o.).

Das Methylsulfonylmethan (MSM) ist ein natürlicher, organisch gebundener Schwefel. Dieser findet sich auch im menschlichen Körper selbst und zwar in den Körperflüssigkeiten und den Geweben. Schwefel ist wichtig für die Bildung und den Nährstoffhaushalt von Bindegeweben, Haaren und Nägeln. Seit Jahrhunderten weiß man, dass schwefelhaltige Heilquellen bei vielen Beschwerden Erleichterung bringen. Darüber hinaus werden Schwefelverbindungen seit vielen

Jahren als Antibiotika (Sulfonamide) zur Bekämpfung von bakteriellen Infektionen verwendet. MSM wirkt sich auch schmerzlindernd bei Steifheit und entzündlichen Prozessen aus. Potenzierend gilt MSM als ein wichtiges Antiallergikum, denn es besetzt die Rezeptoren in den Schleimhäuten, so dass Allergene nicht mehr angreifen können.

Dritter und ebenso wichtiger Bestandteil der Olivenblattextrakt-Creme ist Traubenkernextrakt. Sein Wirkstoff, das oligomere Proanthocyanidin (kurz: OPC) besitzt eine ausgesprochene Bindegewebsaffinität und schützt den Organismus vor umweltbedingten aggressiven Schadstoffen, den so genannten "freien Radikalen." Als Antioxidanz bzw. Schutzfaktor gegen diese freien Radikalen wirkt OPC 20-fach stärker als Vitamin C und 50-fach stärker als Vitamin E.

OPC ist ein wichtiger Nährstoff für Sehnen, Knorpel, Knochen, Bindegewebe und Gefäße. Zudem kann er die Elastizität der Gefäßwände steigern und sie vor Brüchigkeit schützen.

Einsatzbereiche

Eingesetzt wird die Creme bei Hauterkrankungen, die allergisch bedingt sind, ebenso bei Ekzemen, Neurodermitis, Schuppenflechten und Nesselsucht. Breite Anwendung findet die Olivenblattextrakt-Creme bei viralen und bakteriellen Hautinfektionen sowie bei Pilzerkrankungen der Haut. Hierzu zählen unter anderem Beschwerden wie Nagelpilz (Onychomykosen), bakterielle Infektionen mit beispielsweise Streptokokken, Wundrose oder Phlegmone wie Abszess und Furunkel, virale Hautinfektionen wie zum Beispiel Lippenbläschen, Gürtelrose und Genitalherpes, Warzen.

Einsetzbar ist die OBE auch bei Hautbeschwerden, die durch Autoimmunerkrankungen wie Sklerodermie oder Lupus erythematodes bedingt sind.

Und selbst aus dem alleinigen Einsatz der Olivenblattextrakt-Creme als reines kosmetisches Pflegemittel für Gesicht und Körper resultiert weiche, geschmeidige Haut. Sie verleiht der Haut Elastizität, schützt vor UV-Strahlung und beugt frühzeitigen Hautalterungsprozessen vor. Die Creme ist sehr gut hautverträglich und eignet sich ebenso für normale wie für sensible Haut.

Anwendungsempfehlungen

Zur äußeren Anwendung der Olivenblattextrakt-Creme wird empfohlen, diese 1 bis 3x täglich auf die betroffenen Hautstellen aufzutragen.

Die folgenden Dosierungsempfehlungen für die jeweiligen Indikationen beruhen auf den Erfahrungen aus der Praxis mit dem Olivenblattextrakt flüssig (Firma SinoPlaSan). Mittlerweile werden immer mehr Produkte von Olivenblattextrakt in verschiedenen Darreichungsformen auf dem Markt angeboten. Es ist ratsam, dass die Anwendungsdosierung je nach Produkt von erfahrenen Ärzten bzw. Heilpraktikern empfohlen wird.

Olivenblattextrakte zur Prophylaxe

Zur Stärkung der Abwehrkraft, zur Steigerung der Energie und zur mehr Vitalität

Gesundheit ist eine lebenslange Herausforderung und fordert tagtägliches Tun dafür, weil Leben Verbrauch bedeutet. Zum einen unterscheidet der Körper nicht zwischen physikalischen und psychischen Signalen. Alle Impulse - Durst, Kälte und Schmerzen wie Gedanken und Emotionen - sind biochemischer Natur. Aus Sicht der Natur ist es gleichgültig, ob Verdauungsprobleme durch falsche Nahrungsmittel oder durch Aufregung entstehen. Zum anderen wird unser Körper dauernd durch für das Auge nicht sichtbare Kleinstlebewesen (Mikroben wie Bakterien, Viren, Pilze und Parasiten) bedroht, die sich in der Atemluft, den Nahrungsmitteln, auf unserer Haut und selbst in unserem Körper befinden. Ein intaktes Immunsystem ist in der Lage, die Krankheitserreger zugrunde zu richten. Gefahren für die Gesundheit drohen, wenn das Immunsystem geschwächt ist und der Körper durch Belastungen überfordert wird oder überreagiert.

Unser persönliches Leben und unser Umfeld verändern sich ständig. Das Tempo der Gesellschaft wird immer schneller. Es kommt fortwährend zu neuen Herausforderungen und Belastungen. Geist und Körper brauchen Zeit, um sich auf ungewöhnliche Belastungen, neue Aufgaben oder einen Klimawechsel einzustellen. Ein gesunder Körper ist anpassungsfähig.

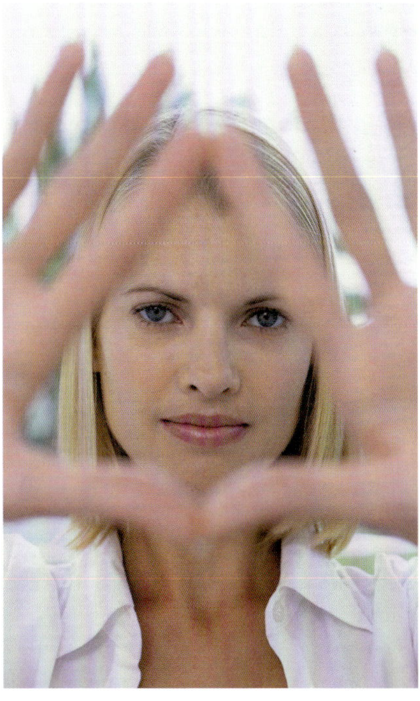

Voraussetzungen für gute Konstitutionen sind:

- Eine ausgewogene Ernährung
- Ausgeglichenheit des Gemüts
- Entschlackende Maßnahmen kurmäßig durchführen („Der Tod sitzt im Darm.“)
- Körperliche Bewegung
- Genussmittel in Maßen konsumieren

Olivenblattextrakt hilft dem Körper dabei, die Abwehrkraft zu stärken, die Anfälligkeit für Krankheiten zu mindern, die Vitalität zu erhöhen, vor Krankheitserregern zu schützen und den Alltag zu meistern. Dadurch werden Konzentrationsmangel, Erschöpfung und Frust seltener auftreten.

Einnahme von OBE:

- 1 bis 2 x (morgens oder abends) 5ml (ca. 1 Teelöffel) nüchtern und pur einnehmen, ca. 3 Monate lang.

Olivenblattextrakte zur therapeutischen Anwendung

Olivenblattextrakte bei Abwehr- und Immunschwäche, Infektanfälligkeit und allergischer Diathese

Eine Abwehr- und Immunschwäche ist charakterisiert durch folgende Symptome:

- Wiederholtes Auftreten von Infektionskrankheiten wie grippalen Infekten, Mandelentzündung, Mittelohrentzündung, Bronchitis, Lungenentzündung, Blasenentzündung, Pilzbefall

- Bereits bestehende Infektionskrankheiten heilen nur langsam aus oder kehren nach scheinbarer Heilung rasch zurück
- Häufiges Nasenbluten
- Immer wiederkehrende Gerstenkörner am Augenlid
- Neigung zu Allergien
- Verdauungsprobleme
- Häufige körperliche wie geistige Erschöpfung, Unbelastbarkeit
- Bei chronisch erkrankten Menschen wie Diabetikern, Krebspatienten, Patienten mit langer Antibiotika- und Kortisonbehandlung liegt immer eine Immunschwäche vor.

Einnahme von OBE:

- Um die Abwehrkraft zu stärken, sollte man täglich 2-3x 5ml -10ml des Olivenblattextraktes zu sich nehmen, idealerweise nüchtern und pur 3-6 Monate lang .

Der flüssige Extrakt ermöglicht bereits bei langem Behalten im Mund die schnelle Teilresorption (Aufnahme) über die Mundschleimhaut.
Ausreichende Wasserzufuhr und eine ausgewogene Ernährung sind ebenfalls unentbehrlich für die Aufrechterhaltung der Gesundheit.

Olivenblattextrakte bei CFS
(Chronisches Erschöpfungs-syndrom) und Burn-out-Syndrom

Die Betroffenen sind nicht mehr imstande, ihren bisherigen Weg weiterzugehen. Private und berufliche Anforderungen fallen ihnen unsagbar schwer. Sie verlieren das Interesse an Hobbys und ziehen sich aus dem sozialen Umfeld zurück. Oft spielen Viren und/oder Bakterien eine Rolle.

Häufige Symptome sind:

- Extreme Abgeschlagenheit
- Antriebslosigkeit und Freudlosigkeit
- Schwarzwerden vor den Augen beim Aufstehen
- Neigung zu Schweißausbrüchen
- Konzentrationsschwäche
- Unbelastbarkeit
- Erhöhte Anfälligkeit für Infektionskrankheiten
- Auskurierungsschwierigkeiten nach einer Infektion
- Wundheilungsstörungen
- Übersäuerung des Körpers
- Schlafstörungen
- Kopfschmerzen
- Herzrasen
- Muskel- und Gelenkschmerzen
- Wetterfühligkeit

Die Symptomatik des CFS ist in vielen Punkten unter anderem der Multiplen Chemischen Sensitivität (MCS), dem Restless Legs Syndrom (RLS), dem Fibromyalgie-Syndrom (FMS), dem Burn-Out-Syndrom, der Lyme-Borreliose und der Multiplen Sklerose (MS) vergleichbar. Es zeichnet sich durch eine Reihe assoziierter physischer, konstitutioneller und neuropsychologischer Beschwerden aus. Nicht selten haben CFS-Betroffene auch gleichzeitig andere chronische Beschwerden, wie zum Beispiel Pilzerkrankungen des Gastrointesinaltraktes, chronische Beschwerden des Respirationstrakts und Hauterkrankungen. Unter dem Stichwort "Umwelterkrankungen" setzt sie sich unter anderem mit MCS, CFS, Fibromyalgie, rezidivierenden Infektionen und Elektrosensibilität auseinander. Sozialer Rückzug oder Einschränkung der Alltagsaktivitäten und depressive Verstimmungen sind bei den meisten Betroffenen eher Krankheitsfolge als Krankheitsursache.

Obwohl die Ursachen von chronischen Erkrankungen noch unklar sind, ist es heute unumstritten, dass bei der überwiegenden Zahl der Patienten eine Aktivierung des Immunsystems jedoch mit Schwächung durch Überforderung nachweisbar ist. Wissenschaftler vermuten seit Jahren einen infektiösen Ursprung des rätselhaften Erschöpfungssyndroms. Für einen infektiösen Hintergrund des CSF sprechen auch die auf dem 2. CFS-Weltkongress in Brüssel vorgestellten Untersuchungen von De Becker et al., die zeigten, dass in mehr als Dreiviertel der Fälle eine Infektions-

erkrankung der CFS-Symptomatik vorausging. Ein Zusammenspiel zwischen fehlgesteuertem Immunsystem und einer Infektion mit Viren bzw. Bakterien liegt nahe. Neue Studien zeigen, dass auch genetische Prädisposition eine Rolle spielt. Eine entscheidende Komponente für den Ausbruch des CFS könnte sein, ob der Organismus nach Infektionen chronisch krank und geschädigt bleibt oder sich davon erholen kann.
Immer häufiger und intensiver werden Mikroben als wichtige Ursachen, Co-Faktor, bzw. Auslöser des CFS-Syndroms und dessen verwandten Erkrankungen erforscht und immer näher in Zusammenhang gebracht. Immunologische Befunde mit spezifischen Verfahren bringen auf diesem Gebiet immer neue Erkenntnisse.

Die bisher beim CFS nachgewiesenen Erreger sind:

1. Viren wie EBV, HHV-6, CMV, VZV, Masern-, Röteln-Viren, Influenza, Entroviren sowie Retroviren Hepatitis-Viren B u. C, die lebenslang in lymphomonozytären Zellen persistieren können und latente Infektionen verursachen.
2. Bakterien wie Borrelien, Chlamydia, Brucella, Coxiella, Legionellen, Yersinien und Salmonellen. Schimmel- und Hefepilze wie Aspergillus und Candida albicans.

Aber es gibt bisher keinen schlüssigen Beweis dafür, dass ein einzelner Erreger die Krankheit verursachen würde. (Baehr et al., 2000)

Von naturheilkundlich arbeitenden Ärzten und Therapeuten wird sogar der Belastung durch Giftstoffe (wie Amalgam, Kadmium, Aluminium, Arsen und Blei) und durch Verdauungsstörungen das CFS nicht nur auslösende, sondern auch unterhaltende Bedeutung zugeschrieben. Zusätzlich können andere Umwelteinflüsse, wie Elektrosmog und radioaktive Strahlung die Gesundheit und Immunität negativ beeinflussen. Und in der Praxis sind bei Immunstörungen wie dem chronischen Müdigkeitssyndrom auch viele Hauterkrankungen und Verdauungsstörungen zu finden:
Trockene Haut, trockene Schleimhäute, entzündete Haut/Schleimhautübergänge, psoriatriforme Ekzeme, Allergien u.a. Außerdem sind die Blutgerinnung und die Wundheilung ein bei dem CFS gestörter Prozess: schlecht heilende Wunden, Aphten, Fissuren, trophische Gewebestörungen, chronische Darmentzündungen, Übersäuerung des Organismus sind mit in dem Syndrom enthalten. In diesem Zusammenhang sind auch kürzlich veröffentlichte Ergebnisse von Prof. Dr. Nicolson et al. interessant. Der amerikanische Forscher und Molekularmediziner identifizierte bei Studien über das Golfkriegsyndrom (GWI), einer CFS ähnlichen Erkrankung, neben den

genannten Viren vor allem Mycoplasmen als möglichen kausalen Erreger des CFS-Syndroms. Es gibt Beweise für Infektionen mit Mikroorganismen bei Patienten mit CFS, Fibromyalgie-Syndrom (FMS), Golfkriegsyndrom (GWI) oder Rheumatischer Arthritis (RA). Sein Labor und andere (einschliesslich Eli Mortechai vom Medical Diagnostics of New Jersey) finden Infektionen mit Mykoplasmen im Blut bei 60% der untersuchten CFS-Patienten, bei 70% der FMS-Patienten und 50% der Patienten mit RA und GWI. Die am häufigsten gefundenen Bakterien waren dabei die Mycoplasma fermentans. Diese chronischen Infektionen verursachen Immunfunktionsstörungen und Stoffwechselstörungen. Mit dem PCR-Verfahren, der Polymerase-Ketten-Reaktion, konnte Nicolson winzige Mycoplasmen-DNA-Stückchen ausreichend vermehren und messen. Sie werden den Bakterien zugerechnet, besitzen aber keine Zellwand und finden sich deshalb wie Viren innerhalb von Körperzellen. Als Bakterien reagieren sie empfindlich auf spezielle Antibiotika. (Nicolson 1999 und Nicolson et al., 1996, 1999)

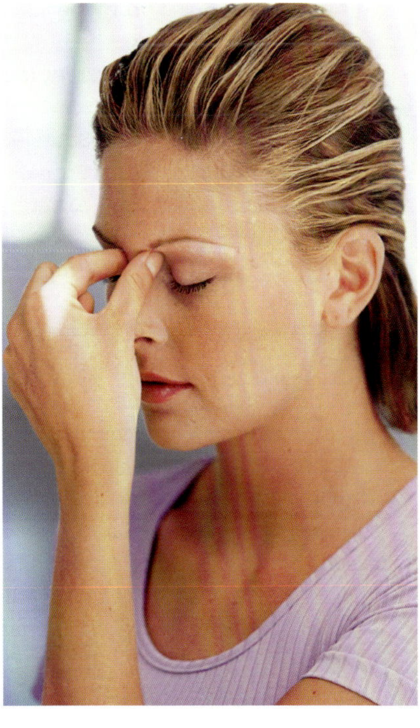

Die neuerlich in den USA abgeschlossene klinische Studie zur Wirksamkeit von einem antiviral wirkenden Immunmodulator bei CFS zeigt positive Ergebnisse. Der Einsatz von Olivenblattextrakten mit seinem Breitwirkspektrum bei CFS zeigt sehr gute Ergebnisse in der Praxis.

Einnahme von OBE:

- 3x täglich 10ml bis 30ml nüchtern und pur. Zusätzliche ausleitende Maßnahmen könnten unterstützend und sinnvoll sein.

Wichtig ist auch Mineralstoffe als Nahrungsergänzung für einen ausgewogenen Säure-Basen-Haushalt einzunehmen, da öfter bei CFS auch eine Übersäuerung (beispielsweise erhöhte Harnsäure) nachweisbar ist.

Achtung: Die Herxheimer Reaktion kann auftreten, wenn Mikroben bei dieser Krankheit eine Rolle spielen.

Olivenblattextrakte bei Atemwegserkrankungen

Schnupfen, Erkältung und grippaler Infekt

Schnupfen, Erkältung und grippaler Infekt gehören zu den häufigsten Beschwerden und werden durch verschiedene Viren hervorgerufen. Es kommt zu Infektionen der oberen Luftwege mit folgenden Beschwerden:

- Halsschmerzen, Heiserkeit, Schnupfen, Husten
- leichtes Fieber
- Schüttelfrost
- Kopf- und Gliederschmerzen
- Abgeschlagenheit

Schnupfen, Erkältung und Grippe sollten Sie gründlich auskurieren. Schonen Sie sich. Sonst rächt sich die Natur möglicherweise mit einem Rückfall und bakteriellen Zweitinfektionen.

OBE entfaltet hier in mehrfacher Hinsicht seine positiven und heilenden Wirkungen:

- indem es direkt die für die Abwehr zuständigen Organe stimuliert.
- indem die Phagozytose-Aktivität (Immunantwort) das Immunsystem aktiviert.
- indem es die Eindringlinge direkt angreift.

Einnahme von OBE:

- Alle 3-4 Stunden 10ml nüchtern und pur einnehmen, die Dosis kann nach Besserung der Beschwerden auf 3x 5ml reduziert werden. Mit OBE lässt sich ein schneller Erfolg erzielen, jedoch ist es empfehlenswert, noch einige Tage nach dem Verschwinden der Symptome OBE weiter einzunehmen.

- Bei Halsschmerzen, Heiserkeit und nicht-abhustbarem Schleim ist OBE flüssig ein ausgezeichnetes Mittel zum Gurgeln. Auch hier: Beispielsweise 1 Esslöffel mit wenig Wasser verdünnen. Im Gegensatz zu vielen handelsüblichen Gurgelmitteln soll man den flüssigen Extrakt nach dem Gurgeln hinunter schlucken. Er lindert schon die Schleimhautreizung und den Schmerz beim Gurgeln und wirkt noch effektiver nach dem Schlucken.

Zusätzliche Maßnahmen:

- Zum Ausschwemmen der Giftstoffe viel Wasser trinken, natürliches Vitamin C einnehmen, sich körperlich schonen, leichte Kost bevorzugen und den Körper vor Kälte und Zugluft schützen.

Atemwegsinfektionen

Neben banalen Infekten wie Schnupfen, Erkältung und Grippe, die durch verschiedene Viren hervorgerufen werden, können im Bereich der oberen und unteren Atemwege durch Bakterienbefall auch ernsthaftere Erkrankungen auftreten. Wenn die körpereigene Abwehr zu schwach oder die Anzahl der eingedrungenen Keime zu hoch ist, kommt es zu einer Entzündung, die sich durch die typischen Symptome Rötung, Überwärmung, Schwellung, Schmerz und Funktionsverlust bemerkbar macht.

Je nach Ort der Infektion treten im Bereich der oberen Atemwege Entzündungen der Ohren (Otitis), der Rachenmandeln (Tonsillitis = Angina), der Nasennebenhöhlen (Sinusitis), des Rachens (Pharyngitis) oder des Kehlkopfes (Laryngitis) auf. Im Bereich der unteren Atemwege kann es zu Entzündungen der Luftröhre und der Bronchien (Bronchitis) oder sogar zu einer Lungenentzündung (Pneumonie) kommen.

Die Grundbehandlung der Atemwegsinfektionen ist Sache des Arztes. OBE kann sehr sinnvoll unterstützend eingesetzt werden. Eine fortgeschrittene chronische Bronchitis mit schwerster Atemnot und eine akute Lungenentzündung müssen oft intensivmedizinisch in einer Klinik behandelt werden. Von einer Selbstbehandlung ist in diesem Fall streng abzuraten.

Einnahme von OBE:

- Erwachsene:3x täglich 10ml bis 15ml nüchtern und pur, bei Bedarf kann die Dosis bis 20ml gesteigert werden. Für Kinder gilt die halbe Dosis.

Achtung: Die Herxheimer Reaktion kann auftreten!

Asthmatische Beschwerden

Meist ist es eine chronische Atemwegserkrankung mit periodisch auftretenden Atemnotanfällen. Charakteristisch für Asthmaanfälle ist nicht ein erschwertes Einatmen, sondern ein stark behindertes Ausatmen, und typisch ist auch ein hörbares Pfeifen beim Atmen. Je nach Auslöser unterscheidet man zwischen allergischem, infektbedingtem Asthma und endogenem (intrinsischem) Asthma. Wenn sich ein akuter Asthmaanfall ankündigt und der gefährliche Status asthmaticus droht, helfen oft nur noch die Mittel der Schulmedizin. Dieser Zustand sollte von einem Arzt behandelt werden. Während der chronischen bzw. beschwerdefreien Zeit kann jedoch versucht werden, mit Olivenblattextrakten die Stärkung des Immunsystems, Schutz vor Infektionen und die Genesung der Atemwege zu erreichen.

Einnahme von OBE:

- Erwachsene: 3x täglich 10ml bis 15ml nüchtern und pur Kinder erhalten die halbe Dosis.

Olivenblattextrakte bei fieberhaften Erkrankungen

Fieber

Man spricht von Fieber, wenn die Körpertemperatur über 38°C ansteigt. Fieber ist keine Krankheit, sondern ein Teil der notwendigen Abwehrreaktionen des Körpers zur Bekämpfung der Krankheitserreger. Es tritt meistens in Verbindung mit Infektionen und Entzündungen auf. Fieber ist der Hinweis auf eine erhöhte Stoffwechselaktivität des Körpers.

Fieber unter 38,5°C muss nicht durch Medikamente unterdrückt werden, außer bei Kindern, die zu Fieberkrämpfen neigen oder bei alten, geschwächten Menschen. Dagegen kann hohes Fieber ab 39°C gefährlich sein und muss unbedingt behandelt werden.

Wegen eventueller Komplikationen sollte man den Arzt aufsuchen. OBE kann unterstützend eingesetzt werden.

OBE unterstützt die antiviralen, antibakteriellen und antientzündlichen Aktivitäten des Immunsystems im Kampf gegen Krankheitserreger und fördert dadurch die Selbstheilungskraft des Körpers.

Einnahme von OBE:

- Alle 3-4 Stunden 10ml bis 15ml nüchtern und pur einnehmen und nach Fiebersenkung 3x täglich 10ml weiter nehmen. Bettruhe und Schonung, viel Wasser mit etwas Salz bzw. Ingwer- oder Früchtetee trinken, sowie Einnahme von Vitamin C – all dies kann zu einer schnellen Genesung beitragen.

Pfeiffersches Drüsenfieber (Infektiöse Mononukleose)

Pfeiffersches Drüsenfieber ist eine Virusinfektion, die durch das Epstein-Barr-Virus (EBV gehört zur Gruppe der Herpesviren) ausgelöst wird. Typisch sind grippeähnliche Beschwerden, Müdigkeit, Schwellung der Lymphknoten, Mandel- und Rachenentzündung, hohes Fieber. Unter Umständen können Milz und Leber vergrößert sein.

Wie alle Herpesviren (Herpes labiales, Windpocken) verbleibt EBV lebenslang im Organismus und vermehrt sich dort langsam weiter. Die Ausscheidung von infektiösem EBV im Speichel kann auch nach Verschwinden der Krankheitssymptome noch für Monate oder Jahre anhalten. Eine Übertragung ist daher nicht nur während einer akuten Erkrankung, sondern auch im vollkommen gesunden Zustand möglich.

Konventionell gibt es gegen diese Erkrankung weder eine ursächliche Behandlung noch eine Impfung. Nach medizinischer Untersuchung sollte man mit einem Therapeuten über den Einsatz von Olivenblattextrakten sprechen, da diese sehr sinnvoll und effektiv sein können.

Die Behandlung mit Olivenblattextrakten gegen das Virus besteht nicht nur in der Stärkung der Abwehrkräfte, damit der Organismus fähig wird, sich aus eigener Kraft von diesem Eindringling zu befreien, sondern auch in der direkten Bekämpfung und Abtötung des Virus dank der antviralen Wirkung von Olivenblattextrakten.

Einnahme von OBE:

- Alle 3-4 Stunden 10ml bis 30ml nüchtern und pur einnehmen, für Kinder mit einer Dosis von 5ml, alle 3-4 Stunden beginnen und am nächsten Tag auf 10ml, alle 3-4 Stunden steigern.

  Auch nach Verschwinden aller Symptome sollte man weiterhin für ca. 4 bis 6 Wochen eine reduzierte Dosis von 3x täglich 5ml bis 10ml einnehmen.

Achtung: die Herxheimer Reaktion kann auftreten!

Olivenblattextrakte bei Herpes simplex, labialis, zoster

Mit dem Begriff «Herpes» ist eine Gruppe von Virusinfektionen zusammengefasst, darunter als häufigste:

- Lippenherpes (Herpes simplex bzw. labialis)
- Genitalherpes (Herpes genitalis)
- Gürtelrose (Herpes zoster)

Lippenherpes wird verursacht durch Herpes simplex Virus Typ I, Genitalherpes wird durch Herpes simplex Typ II verursacht, Frauen sind doppelt so häufig betroffen wie Männer. Gürtelrose wird durch Varicella-Zoster-Virus verursacht Dieses ruft beim Erstkontakt Windpocken hervor und kann über Jahrzehnte in bestimmten Bereichen des Nervensystems überleben und Jahre später durch Reaktivierung des Virus bei geschwächter Abwehrkraft die Gürtelrose verursachen.

Die Hälfte aller an Herpes-Infektionen leidenden Menschen trägt die Viren ein Leben lang in sich, da es, wie erwähnt, noch keine effektiven antiviralen Mittel aus dem Labor gibt.

Mutter Natur bietet dagegen viele Heilpflanzen mit antiviralen und antiseptischen Wirkstoffen an.

Olivenblattextrakte können einerseits die körpereigenen Abwehrzellen (Fresszellen) stimulieren und somit Immunantwort aktivieren und stärken. Andererseits können sie direkt in die infizierten Wirtszellen eindringen, die Reproduktion der Viren inaktivieren und den Virusherd austrocknen. Extrakte wirken auch einer Überreaktion des Abwehrsystems entgegen und halten die Immunantwort im Lot.

Einnahme von OBE:

- Anfangs 3x 5ml bis 10ml nüchtern und pur und nach ca. 10 Tagen gegebenenfalls Erhöhung der Tagesdosis auf 3 x 10ml bis 15ml je nach Schwergrad der Symptome; unterstützend kann Olivenblattextrakt-Creme auf die betroffenen Stellen gegen Juckreiz, Nässe, Brennen und Schmerzen äußerlich aufgetragen werden. Auch nach Abklingen der Beschwerden ist es sinnvoll eine kleine Dosis (beispielsweise 1 bis 2x 5ml) für längere Zeit einzunehmen.

Zusätzliche Maßnahmen:

- bis ca. 3 Liter Flüssigkeit, bevorzugt stilles Wasser, über den Tag verteilt trinken.

Achtung: Die Herxheimer Reaktion kann auftreten!

Olivenblattextrakte bei Augenerkrankungen

Bindehautentzündung

Charakterisiert ist eine Bindehautentzündung (Konjunktivitis) durch Rötung der Schleimhaut, des Augapfels, des Inneren des Augenlides, Brennen, Juckreiz oder Fremdkörpergefühl und vermehrte Sekretion. Unter Umständen können Iris und Hornhaut betroffen sein. Man unterscheidet zwischen nichtinfektiöser und infektiöser Bindehautentzündung.

Sobald die Diagnose vom Facharzt gestellt und eine Therapie eingeleitet wurde, kann OBE sinnvoll eingesetzt werden.

Einnahme von OBE:

- 3x täglich 10ml vor dem Essen und pur einnehmen.

Gerstenkorn und Hagelkorn am Augenlid

Gerstenkorn und Hagelkorn sind Entzündungen der Augenlidränder. Während ein Gerstenkorn bakteriell bedingt und schmerzhaft ist und oft von einer eitrigen Entzündung von Schweiß- und Talgdrüsen der Lider begleitet wird, ist die Ursache eines Hagelkorns unbekannt und die entzündliche Talgdrüse bei einem Hagelkorn meist nicht schmerzhaft. Die Anwendung von Olivenblattextrakten ist effektiv. Die Reizung wird rasch gelindert und Schwellung und Entzündung werden nach wenigen Tagen verschwinden. Zur Stabilisierung sollten Olivenblattextrakte mindestens noch einige Wochen eingenommen werden.

Einnahme von OBE:

- 2-3x täglich 5ml bis 10ml
  nüchtern und pur
  Kinder erhalten die halbe Dosis.

Olivenblattextrakte bei infektiösen Kinderkrankheiten

Kinderkrankheiten sind durch Viren oder Bakterien hervorgerufene, ansteckende Krankheiten, die meist im Kindesalter auftreten. Es sind Virusinfektionen wie Masern, Röteln, Mumps und Windpocken sowie Bakterieninfektionen wie Keuchhusten und Scharlach. Oft kommt es nach einmaliger Erkrankung zu lebenslanger Immunität.

Wegen evtl. Komplikationen sollte man den Kinderarzt aufsuchen. Olivenblattextrakte können unterstützend eingesetzt werden.

Sie enthalten eine ganze Reihe von Wirkstoffen, die das Immunsystem stärken und die Immunabwehr des Körpers entlasten. Von besonderer Bedeutung sind die von der Natur zusammengesetzten sekundären Pflanzenstoffe, unter anderem Polyphenole und Flavonoide der Olivenblattextrakte. Sie sind imstande einerseits freie Radikale abzufangen, und somit die Zellen vor Schädigung zu schützen, und andererseits die Immunzellen anzuregen, und somit für die schnelle Immunreaktion bei invasierenden Eindringlingen zu sorgen.

Einnahme von OBE:

- 2-4x täglich 5ml nüchtern und pur und zusätzlich möglichst viel trinken sowie Zufuhr von natürlichem Vitamin C.

Achtung: Es kann die Herxheimer Reaktion auftreten!

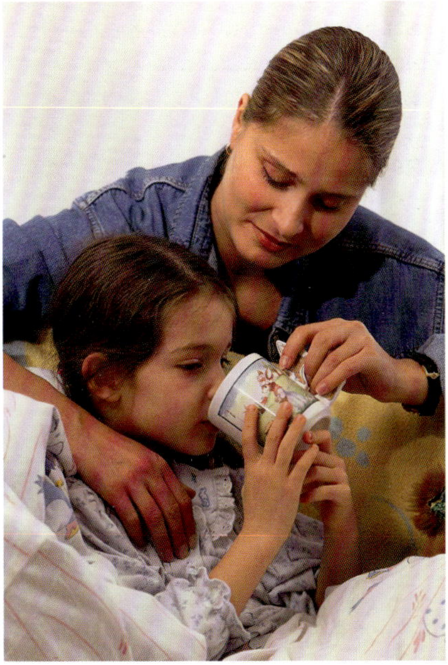

Olivenblattextrakte bei Verdauungsstörungen

Blähungen, Völlegefühl und Reizdarm (Colon irritabile)

Blähungen entstehen meist durch Gase, die sich im Dickdarm bei der Verdauung bilden. Störungen in Menge und Zusammensetzung der Verdauungssäfte, zum Beispiel bei zu wenig Magenenzyme, zu wenig Gallensäuren oder zu wenig Sekret aus der Bauchspeicheldrüse, gestörte Darmflora und psychische Belastungen können die Ursache sein. Oft treten gleichzeitig Verstopfung auf oder plötzliche, meist krampfartige Durchfälle, begleitet von Blähungen. Treten diese Beschwerden zusammen und über Monate oder Jahre auf, ohne dass eine organische Erkrankung nachweisbar ist, spricht man von einem Reizdarm (Colon irritabile).

Olivenblattextrakte können mit ihren symbioselenkenden und gallenflussanregenden Eigenschaften positiven Einfluss auf Verdauungsstörungen nehmen.

Einnahme von OBE:

- 3x täglich 5ml nüchtern und pur. Blähende Speisen sollten vermieden werden. Entspannungsübungen können zu einer ausgeglichenen Stimmungslage beitragen.

Olivenblattextrakte bei Entzündungen und Infektionen der Harnwege und der Genitalien

Bekanntlich ist das feuchtwarme Milieu des Genitalbereichs ein idealer Nährboden für zahlreiche Bakterien, Pilze und Viren, auch Papillomaviren (Genitalwarzen) und Herpes.
Selbstverständlich müssen zum einen die Olivenblattextrakte konsequent mehrmals täglich eingenommen werden, um die Krankheitserreger abzutöten und die körpereigenen Abwehrkräfte zu stärken. Zum anderen werden Olivenblattextrakt-Cremes gegen Juckreiz, Brennen und Rötung unterstützend auf die betroffene Stelle aufgetragen.
Dies gilt nicht nur für Infektionen und Reizungen im Genitalbereich, sondern auch in anderen Bereichen wie Zehenzwischenräumen, Achselhöhlen usw. Der Extrakt unterstützt die Kausalbehandlung.

Sehr wichtig bei allen äußerlichen und innerlichen Pilzinfektionen ist folgendes: Die Behandlungsdauer sollte ausreichend lang sein und nachhaltig durchgezogen werden, um Rückfälle zu vermeiden.

Pilzerkrankungen

Grundsätzlich unterscheidet man bei den Pilzerkrankungen (Mykosen) drei Erregergruppen: Fadenpilze (Dermatophyten), Hefepilze (Candida albicans) und Schimmelpilze. Die häufigsten Pilzerkrankungen bzw. Pilzinfektionen sind folgende: Mundsoor, Darmpilz, Vaginalpilz, Nagel- und Fußpilz.

Darmpilz – Candida-Befall

Hinter unklaren Verdauungsbeschwerden, Blähungen, Verstopfung, Afterjucken, chronischen Hautausschlägen oder immer wiederkehrenden Scheideninfektionen bei Frauen kann sich auch eine Pilzinfektion des Darms verbergen. Die Ursachen sind krankheitserregende Pilzkeime. Häufigster Erreger bei Infektionen ist Candida albicans. Man spricht bei Candida-Befall von Candidose.

Pilze sind sehr hartnäckig und im feuchtwarmen Milieu des Darms fühlen sie sich pudelwohl. Ähnlich der Bäckerhefe lieben sie zuckerreiche Kost. Sie ist der ideale Nährboden für Pilze. Wenn das Gleichgewicht im Darm gestört ist, bereiten die Keime Probleme. Im Dickdarm befindet sich eine Vielzahl von Bakterien, die unverdaute Nahrungsbestandteile zerlegen, an der Herstellung körpereigener Vitamine beteiligt sind und Krankheitserreger abwehren. Ist diese Bakterienflora, auch Darmflora genannt, in die Dysbalance geraten, zum Beispiel durch die Einnahme von Antibiotika über längere Zeit ohne im Anschluss daran die Darmflora wiederaufzubauen, können sich schädliche Keime ausbreiten und Beschwerden verursachen. Die Überwucherung des Darms mit bestimmten Hefepilzen ist ein ernstes gesundheitliches Problem, mit dem mittlerweile viele Menschen zu kämpfen haben.

Untersuchungen und Studien in vitro und in vivo bestätigen die Wirksamkeit der Olivenblätter bei Hefepilz-Infektionen.

Einnahme von OBE:

- Beginnend mit einer Dosis von 3x täglich 5ml nüchtern und pur, nach ca. 10 Tagen Erhöhung der Dosis auf bis zu 3x täglich zu 30ml . Da Pilzbefall sehr hartnäckig ist, zeigen die Anwendungserfahrungen aus der Praxis häufig, dass eine Hochdosis von 3x 30ml pro Tag erforderlich ist, um Wirkung bei den langwierigen und hartnäckigen Symptomen dieser Erkrankungen zu erzielen.

  Zur Entgiftung sollen bis ca. 3 Liter pro Tag getrunken werden, bevorzugt stilles Wasser, das hilft dem Köper bei der Ausscheidung von Giftstoffen. Sinnvollerweise sollten noch zusätzlich natürliches Vitamin C oder Mikroalgen eingenommen werden, um die

Entgiftungsfunktion der Leber zu unterstützen. Auf Zucker und Alkohol muss verzichtet werden.

Die befallenen Hautpartien
können zusätzlich mit hochkonzentrierten Olivenblattextrakt-Cremes gegen Juckreiz und Brennen behandelt werden.

Achtung: Es kann die Herxheimer Reaktion auftreten!

Vaginalpilz und Vaginalentzündung
Grundsätzlich sollten Sie bei Erkrankungen im Genitalbereich einen Facharzt aufsuchen. Erst wenn die Diagnose gesichert ist, kann entschieden werden, ob eine unterstützende Behandlung mit Olivenblattextrakten durchgeführt wird. Ursache einer Erkrankung der weiblichen Scheide ist oft eine Infektion mit Viren, Bakterien oder Pilzen. Krankheitserreger sind meistens Candida albicans und Herpes Virus.

Olivenblattextrakte können hier durch ihre antivirale, antibakterielle und antimykotische Wirkung helfen, die Ursache zu beseitigen. Wiederholtes Auftreten von Vaginalerkrankungen kann verschiedene Ursachen haben:

- Ein angeborenes bzw. erworbenes schwaches Immunsystem, zum Beispiel Infektanfälligkeit, Einnahme von Immunsupressiva, Antibiotika, Zytostatika und Kortison.
- Auch übertriebene Intimhygiene, beispielsweise übermäßiger Gebrauch von Intimwaschlotionen, scharfen oder desinfizierenden Mitteln, zerstört das Säure-Basen-Gleichgewicht im Genitalbereich und ermöglicht das Eindringen von Krankheitskeimen.
- Intime Übertragung durch infizierten Partner (oft ohne es zu merken).

- Es ist sinnvoll und erforderlich, den Partner bei allen Erkrankungen im Genitalbereich mitzubehandeln .

Einnahme von OBE:

- 3x täglich 10ml bis 30ml (häufige Dosis bei Candida-Befall) nüchtern und pur, ausreichende (bis zu 3 Liter) Wasserzufuhr täglich und andere ausleitende Maßnahmen.

Achtung: Es kann die Herxheimer Reaktion auftreten!

Nagelpilz und Fußpilz

Siehe Olivenblattextrakte bei Hauterkrankungen

Genitalherpes (Herpes genitalis)

Siehe Olivenblattextrakte bei Herpes Viren

Mundsoor

Siehe Olivenblattextrakte bei Zahnerkrankungen

Blasenentzündung

Blasenentzündung (Zystitis) ist eine meist bakterielle Erkrankung, unter der vor allem Frauen häufig leiden. Da die Harnröhre der Frau sehr viel kürzer ist als die des Mannes, kommt es leicht zum Aufsteigen von Keimen (oft Bakterien aus dem Darm) in die Blase. Ständiger Harndrang mit geringen Harnmengen und brennenden Schmerzen beim Wasserlassen sind die Folge. Manchmal ist der Harn blutig. Im ungünstigen Fall wandern die Keime von der Blase über die Harnleiter in die Niere und es kommt zu einer Nierenbeckenentzündung. Eine Nierenbeckenentzündung ist eine ernsthafte Erkrankung, die neben den o.g. Symptomen meist mit Fieber, Schüttelfrost, Übelkeit, Erbrechen und Nieren- bzw. Rückenschmerzen verbunden ist und sofort ärztlich behandelt werden muss. Unterstützend können Olivenblattextrakte sinnvoll eingesetzt werden.

Einnahme von OBE:

- 3x täglich 10ml nüchtern und pur. Sehr viel trinken, um die Blase gut durchzuspülen und die Keime auszuschwemmen, vor Kälte schützen.

Achtung: Es kann die Herxheimer Reaktion auftreten!

Olivenblattextrakte bei Parasitenbefall

Wurminfektion

Verschiedene Würmer können die Organe des Menschen befallen, dabei siedeln sich diese Parasiten vorwiegend in der Darmregion an. Häufig kommt Befall von Madenwürmern, Spulwürmern oder Bandwürmern vor.

Olivenblattextrakte weisen auch starke antiparasitäre Wirkung auf. Die Therapieergebnisse mit Olivenblattextrakten können sich bei Parasitenbefall sehen lassen.

Einnahme von OBE:

- 3x täglich 5ml bis 20ml nüchtern und pur, längerfristig und konsequent einnehmen.

Besondere Hygienemaßnahmen wie Händewaschen vor dem Essen bzw. nach dem Toilettenbesuch. Rohe Fleisch- und Fischgerichte und Kontakt mit Haustieren vermeiden!

Evtl. weitere Familienmitglieder vorbeugend mitbehandeln lassen.

Olivenblattextrakte bei Hepatitis (infektiöse Lebererkrankungen)

Unter dem Begriff Hepatitis versteht man eine Reihe von virusbedingten Entzündungen der Leber. Hepatitis Viren umfassen bis jetzt sieben bekannte Formen, die mit den Buchstaben A bis G gekennzeichnet sind. Die häufigsten sind Hepatitis A, B und C.

Hepatitis A verläuft meistens akut und heilt meistens aus, ohne bleibenden Schaden zu hinterlassen.

Hepatitis B könnte zu 90 Prozent nach akutem Verlauf ausgeheilt werden, etwa 10 Prozent gehen in die chronische Form über. Die chronische Hepatitis B führt im Verlaufe von einigen Jahren zu einer zunehmenden Zerstörung des Lebergewebes und unter Umständen zu Leberkrebs. In den seltensten Fällen kann die Erkrankung derart aggressiv verlaufen, dass es zu einem lebensbedrohlichen Leberversagen kommt.

Hepatitis C Nur selten kann das körpereigene Immunsystem Hepatitis-C-Viren erfolgreich bekämpfen. In etwa 80 Prozent der Fälle kommt es daher zu einer chronischen Hepatitis C. Die Leberschädigung führt in vielen Fällen erst nach vielen Jahren (zwischen 10 bis zu 40 Jahren) zur Ausbildung einer Leberzirrhose, die im weiteren Verlauf der Erkrankung zu einem Leberkarzinom bis hin zum akuten Leberversagen führen kann.

In erster Linie gehören diese infektiösen Lebererkrankungen in ärztliche Behandlung. Olivenblattextrakte können mit ihren antiviralen, entzündungshemmenden und immunstärkenden Eigenschaften die schulmedizinische Behandlung sinnvoll unterstützen. Der unterstützende Einsatz von OBE zeigt in der Praxis ermutigende Ergebnisse. Vor allem fühlen die Patienten sich nicht mehr erschöpft, die Schmerzen am Oberbauch und auf dem Rücken werden gelindert und die Verdauung verbessert sich.

Einnahme von OBE:

- Zur Unterstützung der schulmedizinischen Behandlung kann OBE eingesetzt werden. Eine Hochdosis von 3x 30ml ist in der Regel erforderlich. Um die Herxheimer Reaktion zu mildern, sollte man anfänglich mit einer Dosis von 3x 5 ml beginnen. Nach ca. 2 Wochen kann die Hochdosis eingenommen werden. Dazu viel trinken, Zufuhr von natürlichem Vitamin C. Fetthaltige Speisen vermeiden.

Achtung: Es kann die Herxheimer Reaktion auftreten!

Olivenblattextrakte bei HIV/AIDS

Es handelt sich dabei um das letzte Stadium einer chronischen Infektion mit dem humanen (menschlichen) Immundefekt-Virus (HIV), die zur Immunschwäche mit häufigen Infektionskrankheiten und Tumoren führt. Bis zum Ausbruch von AIDS können Jahre bis Jahrzehnte vergehen. Erste Anzeichen können vermehrte Pilzinfektionen, Durchfälle, geschwollene Lymphknoten, Fieber oder Gewichtsverlust sein. Das letzte Stadium der Infektion entspricht der Krankheit AIDS. Dabei können u.a. folgende Erkrankungen auftreten, die teilweise von opportunistischen Erregern vorursacht werden:

- Erkrankungen des Nervensystems zum Beispiel Meningitis (Hirnhautentzündung), Schwäche, körperliche und geistige Ausfälle.
- Infektionen mit Toxoplasmose-Erregern.
- schwere Formen der Lungenentzündung mit sehr schwer zu behandelnden Keimen (zum Beispiel Pneumocystis).
- ausgedehnter Pilzbefall von Schleimhäuten, zum Beispiel in Speiseröhre oder Luftröhre.
- Virus-Infektionen (zum Beipsiel mit Herpes - Viren oder dem Cytomegalievirus).
- Tuberkulose.
- Durchfallerkrankungen.

- bestimmte Krebsformen (zum Beispiel Karposi-Sarkom).
- starker Gewichtsverlust.

Als hoch ansteckend gilt Sperma, gefolgt von Blut. Eine Übertragung kann auch von der Mutter-zum-Kind während der Schwangerschaft, unter der Geburt (vertikale Transmission) oder durch das Stillen erfolgen.
In den USA wurden Forschungen in vitro zur Beobachtung der antiviralen Wirkung von Olivenblattextrakt bei HIV durchgeführt. Es zeigten sich positive Wirkungsergebnisse (siehe Wissenschaftlicher Teil). Es liegen diesbezüglich noch keinerlei Anwendungserfahrungen mit OBE aus deutschen Praxen vor, während Berichte aus der Praxis / USA schon seit Jahren vorliegen (Konlee, M., 1996). Ein unterstützender Therapieversuch mit OBE bei AIDS kann sich auf alle Fälle lohnen.

Einnahme von OBE:

- Eine Hochdosis von 3x 30ml bis 50ml ist erfahrungsgemäß wie bei anderen virusbedingten schweren Erkrankungen (wie zum Beispiel bei Hepatitis C) wahrscheinlich notwendig. Andere laufende medizinische Behandlungen sollten unbedingt fortgeführt werden.

Achtung: Es kann die Herxheimer Reaktion auftreten!

Olivenblattextrakte bei Lyme-Borreliose

Lyme-Borreliose ist eine weltweit durch Zeckenbiss übertragene bakterielle Infektion, welche oft nicht rechtzeitig diagnostiziert wird. In der Schulmedizin werden nach einer sicheren Diagnose meist schlechte Behandlungsergebnisse mit Antibiotika erzielt.
Der Begriff „Lyme-Borreliose" setzt sich aus zwei Teilen zusammen: Lyme ist eine kleine Stadt in den USA, wo 1975 die vielfältigen Symptome erst mit Borreliose in Zusammenhang gebracht wurden; und das Bakterium Borreliose wurde nach seinem Entdecker Willy Burgdorfer benannt. Es heißt Borrelia burgdorferi und gehört zur gleichen Bakterienfamilie wie der Erreger der Syphilis (Treponema pallidum). Diese Erreger sind große, bewegliche und schraubenförmige Bakterien, die Spirochaeten genannt werden. Im menschlichen Organismus sondert das Borrelia burgdorferi Toxine ab, die zum Krankheitsbild der Borreliose führen. Als weitere Erreger der Borreliose werden die Bakterien Borrelia garnii und Borrelia afzelii angenommen. Sie sind ebenfalls mit dem Syphiliserreger verwandt. In der Fachliteratur wird aber auch von Stechmücken, Bremsen, Läusen und Flöhen als möglichen Überträgern gesprochen. Es ist auch nicht auszuschließen, dass selbst bei Bluttransfusionen oder durch die

Milch infizierter Tiere das Bakterium in den menschlichen Körper gelangen kann. Auch im Urin und im Blut von Haustieren wurden Borrelien nachgewiesen. Ebenso wie die Menschen können diese infiziert und so zum Zwischenwirt und Überträger werden. Die Borrelien bleiben nach dem Kontakt mit dem menschlichen Organismus nur kurz in der Blutbahn und verstecken sich dann irgendwo im Körper. Deswegen sind sie in Blutuntersuchungen auch schwer nachweisbar - abgesehen davon, dass viele Menschen sich kaum an einen Zeckenbiss erinnern. Bleiben die Erreger unentdeckt, so gelangen sie in den Liquor, ins zentrale Nervensystem, in die Lymphbahnen. Selbst die Blut-Hirn-Schranke kann sie nicht aufhalten. Im Laufe der Zeit können sie verschiedene Organe und Organsysteme befallen und verursachen gravierende und multiple Beschwerden wie zum Beispiel Erschöpfungssyndrom, starke Rücken-, Muskel- und Gelenkschmerzen bzw. -entzündungen (Rheuma, der Rheuma-Faktor oft negativ, und Gicht), Konzentrationsschwäche, Orientierungsstörung, Artikulierungsschwierigkeiten, Sehstörungen bzw. Sehnervenentzündungen, Stoffwechsel- und Verdauungsstörungen, Hormonstörungen, Haarausfall, Morbus Menière (Drehschwindel), Tinnitus (Ohrgeräusch), Kopfschmerzen, Migräneattacken, Herzrhythmusstörungen, allgemeine Varikose (Gesichts)-Lähmungen, Alzheimer etc. Auftreten können diese Symptome vereinzelt oder teilweise zusammen in unterschiedlicher Ausprägung.

Die Gefahr der Borrelien wird immer noch zu sehr unterschätzt, nicht nur von normalen Menschen, auch von Medizinern in der Praxis. Die o.g. Symptome erwecken oft nicht einmal bei Medizinern den Verdacht auf diese Krankheitserreger und so werden sie auch nicht mit Borrelien-Infektion in Zusammenhang gebracht. Stattdessen werden die Beschwerdebilder anderen Erkrankungen zugeordnet und falsch behandelt. Außerdem verlassen sich viele Ärzte in der Praxis zu oft auf die Blutuntersuchungsergebnisse, da sich die erhöhte Zahl bestimmter Antikörper (IgM, IgG) frühestens erst nach vier bis sechs Wochen durch serologische Tests nachweisen lässt, vorausgesetzt dass das Immunsystem auch intakt ist. Die Diagnose erfolgt aufgrund der klinischen Symptomatik.

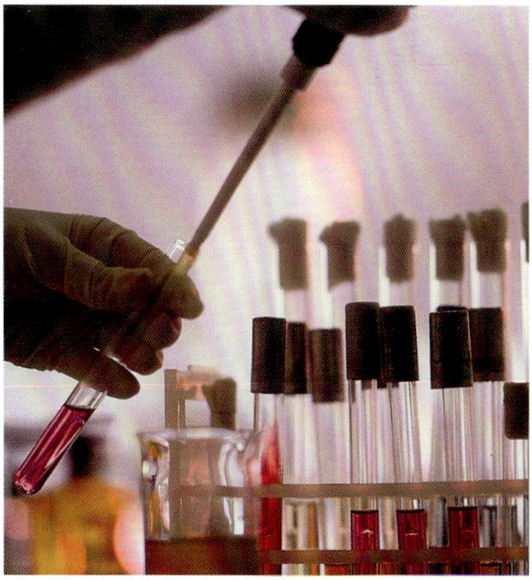

Olivenblattextrakte bieten mit ihrer antibakteriellen Eigenschaft und zur Aktivierung der Immunantwort eine alternative antibiotische Behandlungsmöglichkeit. Sie werden vor allem in den naturheilkundlichen Praxen in Deutschland häufig eingesetzt bzw. von Betroffenen mit chronischem Verlauf eingenommen. Dabei lassen sich bis jetzt signifikante Erfolge verzeichnen.

Einnahme von OBE:

- 3x 1 täglich 5ml bis 10ml nüchtern und pur. Je nach Ausmaß der Beschwerden kann eine erhöhte Dosis für einen bestimmten Therapiezeitraum notwendig sein. Bis jetzt lag die höchste Einnahmedosis in der Praxis bei 3x 50m ltäglich. Nach deutlicher Verbesserung der Beschwerden kann die Hochdosis wieder reduziert werden. Auch nach Verschwinden der Symptome sollte die Mindestdosis von 1x 5ml konsequent und längerfristig weiter eingenommen werden. Viel trinken hilft dem Körper bei der Ausscheidung der Toxine.

Achtung: Es kann die Herxheimer Reaktion auftreten!

Olivenblattextrakte bei Hauterkrankungen

Olivenblattextrakte zum Einnehmen innerlich und Olivenblattextrakt-Creme zum Auftragen äußerlich.

Ekzem ist ein Sammelbegriff für entzündliche Hautveränderungen. Dabei kann es im akuten Zustand zu Schwellung, Rötung, Bläschen- oder Knötchenbildung, Schuppung und Nässen kommen. Später können Verkrustungen auftreten. Oft sind die Ekzeme mit starkem Juckreiz verbunden. Wird ein Ekzem chronisch, verdickt sich die Hornhaut und die Haut wird trocken und rissig.

Urtikaria (Nesselsucht) ist eine plötzlich auftretende Hautallergie. Typisch sind stark juckende rötliche Quaddeln am ganzen Körper oder in bestimmten Körperregionen. Im Extremfall werden sie noch von Symptomen wie zum Beispiel Zuschwellen der Schleimhaut im Mund- und Rachenbereich, Schwindel, Atemnot und Herzrasen begleitet. In solchen Fällen ist sofortige ärztliche Hilfe nötig.

Neurodermitis (Atopische Dermatitis, Atopisches Ekzem, endogenes Ekzem) ist eine chronische und entzündliche Hautkrankheit. Sie ist erblich. Dazu zählen noch Erkrankungen wie Heuschnupfen, Nahrungsmittelunverträglichkeit und Asthma bronchiale, der so genannte atopische Formenkreis.

Psoriasis (Schuppenflechte) ist eine chronische Hautkrankheit, die meist schubweise verläuft und im Erbgut verankert ist. Sie kann ein Leben lang verborgen bleiben. Die Vererbung kann Generationen überspringen. Ist die erbliche Anlage für die Schuppenflechte vorhanden, dann kann die Erkrankung ausbrechen, sobald sie durch äußere Auslöser aktiviert wird. Die verschiedenen auslösenden Faktoren sind Abwehrschwäche des Organismus, Infektionen durch Bakterien, Pilze, Viren, Verdauungsstörungen, Medikamente und Genussmittel, Störungen des Säure-Basen-Gleichgewichts, verschiedene Allergene, Belastung des Körpers durch Umweltschadstoffe und Gifte, aber auch hormonelle (Pubertät, Wechseljahre) und starke psychische und seelische Belastungen wie traumatische Erlebnisse, Stress, Depression, Schock, Trauer, Enttäuschung und Wut gehören dazu. Auch Wetter- und Ortswechsel spielen eine Rolle. All diese Faktoren verstärken die vorhandenen Symptome. In der Praxis wurde durch Beobachtung festgestellt, dass bakterielle Infekte eine Psoriasis erstmalig auslösen können. Besonders häufig scheint die Schuppenflechte im zeitlichen Zusammenhang mit Streptokokken-Halsentzündungen zum ersten Mal aufzutreten.

Typisch sind die silbrig-weißen Schuppen. Die betroffenen Stellen sind vor allem an der Kopfhaut, an den Ellenbogen und Kniescheiben, am Bauchnabel und in der Kreuzbeinregion zu finden. Fingernägel und Gelenke können auch befallen sein.

Bei schwerwiegenden chronischen Hautleiden und Allergien sind erhöhte Leukotrienwerte oft nachgewiesen. Es ist bekannt, dass Prostaglandine und Leukotriene als Botenstoffe an Entzündungsprozessen beteiligt und für die Entstehung der Entzündungen mit verantwortlich sind. Außerdem bewirken die Leukotriene bei der Entwicklung allergischer Prozesse vor allem die Verengung der Bronchien (z.B. Asthma bronchiale, Heuschnupfen), sowie die Erweiterung und Permeabilitätssteigerung der Blutgefäße (z.B. Schwellung, Ödembildung). Es ist auch bekannt, dass Fettstoffwechselstörungen bei Hauterkrankungen auffällig häufig vorkommen.

In der modernen Medizin können Medikamente aufgrund der Nebenwirkungen oft nicht dauerhaft eingesetzt werden. Die oben genannten Krankheiten gehören zu den hartnäckigen und nach wie vor schwer behandelbaren Hauterkrankungen. In den USA und in Deutschland liegen ermutigende Anwendungserfahrungen mit Olivenblattextrakten vor. Olivenblattextrakte wirken einerseits entzündungshemmend, andererseits stärken und regulieren sie das Immunsystem. Somit kann erneuten Krankheitsschüben vorgebeugt und dauerhafte Beschwerdefreiheit erreicht werden.

Auf Medikamente, die den Organismus durch Nebenwirkungen belasten, kann ganz oder teilweise verzichtet werden. Dadurch wird der Organismus entlastet und kann seine Selbstheilungskräfte entfalten.
Eine Besserung der Erkrankung ist zu erwarten, eine Heilung bei solchen erblichen Erkrankungen schwierig.

Einnahme von OBE:

- Die Dosierung variiert je nach Ausprägung der Krankheitsbilder in der Praxis sehr. Die Mindestdosis liegt bei 3x täglich 5ml- 10ml, nüchtern und pur. Die häufigste Dosis liegt bei 3x täglich zwischen 20ml bis 30ml für Erwachsene. Kinder erhalten in der Regel die Dosis von 3x 5ml. Unterstützend kann auch Olivenblattextrakt-Creme auf die befallenen Stellen aufgetragen werden. Die Betroffenen sollten lernen, mit den Hautkrankheiten umzugehen. Zum einen sollte man die bekannten Auslöser für die Schübe wie Infektionen, emotionale und seelische Belastungen, Orts- und Klimawechsel, bestimmte Medikamente, Allergene und bestimmte Nahrungsmittel bzw. Verschlimmerung möglichst vermeiden. Zum anderen sollte man Lebensmittel bevorzugen, die reich sind an essentiellen Fettsäuren, Spurelementen und Enzymen.

  Neben diesen Maßnahmen sollte beachtet werden, dass emotionale und seelische Faktoren für den Ausbruch der Krankheit, die Verbesserung bzw. Verschlechterung der Symptome eine sehr wichtige Rolle spielen. Meditations- und Entspannungstechniken können sehr hilfreich zu einer ausgeglichenen Stimmungslage beitragen.

Achtung: Es kann die Herxheimer Reaktion auftreten!

Nagelpilz und Fußpilz

Nagelpilz (Onychomykose) tritt meist an den Fußnägeln, aber auch an den Fingernägeln auf. Kennzeichen sind Verdickung und weißlich-gelbliche Färbungen der befallenen Nägel. Fußpilz ist eine der "häufigsten" Hauterkrankungen. Es kommt zu Entzündungen, zu Nässen, Hautabschuppungen oder Blasenbildung mit Juckreiz zwischen den Zehen, später können auch die Fußsohlen betroffen sein. Fußpilz ist ansteckend.

Einnahme von OBE:

- 3x täglich 5ml bis 10ml nüchtern und pur, täglich ausreichende (bis zu 3 Liter) Wasserzufuhr. Jeden Tag ein lokales Hand- bzw. Fußbad mit abgekochten Olivenblättern trägt unterstützend zu einem schnellen Anwendungserfolg bei.

Achtung: Es kann die Herxheimer Reaktion auftreten!

Warzen

Warzen werden durch ansteckende Viren hervorgerufen und meistens gelangen Warzenviren durch kleine Verletzungen in die Haut. Man unterscheidet eine ganze Reihe von verschiedenen Warzenarten: Gewöhnlich Dornwarzen auf der Fußsohle und Feigwarzen im Genitalbereich. Die letzteren, ausgelöst durch Humanes Papilloma Virus (HPV), stehen im Verdacht, an der Auslösung bestimmter Krebsarten beteiligt zu sein. Deshalb sollte man sie nicht ignorieren und auf jedem Fall von einem Arzt untersuchen lassen.

Olivenblattextrakte wirken signifikant bei der Bekämpfung von Warzen. Innerliche Einnahme von OBE flüssig und äußerliche Anwendung von OBE-Creme bringen ein schnelles Verschwinden der Warzen. Weiterhin kann man mit OBE dank seiner abwehrstärkenden Eigenschaft gegen neuen Warzenvirusbefall vorbeugen.

Einnahme von OBE:

- 2 bis 3x täglich 5ml bis 10ml nüchtern und pur, Cremes sollten mehrmals täglich auf die betroffenen Stellen aufgetragen werden. Jeden Tag ein lokales Bad mit abgekochten Olivenblättern trägt unterstützend zu einem schnellen Anwendungserfolg bei.

Olivenblattextrakte bei Zahnerkrankungen

Karies, Zahnfleischentzündung (Gingivitis), Parodontose, Parodontitis

Meist sind Bakterien die Ursache für Erkrankungen der Zähne und des Zahnfleisches. Parodontose ist neben Karies die häufigste Zahnerkrankung. Sie ist keine Erkrankung des Zahnes selbst, sondern setzt als Entzündung am Zahnfleisch an und heißt fachmedizinisch Gingivitis; wenn sie chronisch wird, spricht man von Parodontitis. Greift der Entzündungsprozess auf das Zahnbett über, handelt es sich um eine Parodontitis und wenn das Zahnfleisch ohne erkennbare Entzündungsanzeichen zurückgeht, handelt es sich um die so genannte Parodontosis.

Parodontalerkrankungen sind in vielen Fällen Ursache für Zahnverlust, besonders bei Erwachsenen. Rötung, Schwellung, Schmerzen, Zahnfleischbluten und Kälteempfindlichkeit sind die häufigsten Beschwerden.

OBE hilft mit seinen entzündungshemmenden, schmerzstillenden, antibiotischen Wirkungen sehr gut. Außerdem beschleunigt er die Wundheilung und stärkt das Immunsystem.

Einnahme von OBE:

- 2-3x täglich 10ml nüchtern und pur einnehmen und dabei lange im

Mund belassen. Zusätzlich kann man auch ca. 20ml in ein kleines Glas Wasser geben und damit den Mund gründlich spülen, diesmal aber nicht runterschlucken. Dies wirkt desinfizierend und gegen Karies.

Um Zahnerkrankungen vorzubeugen ist es sinnvoll, weniger Süßigkeiten zu essen, nach jedem Essen drei Minuten die Zähne gründlich zu putzen und Zink und Vitamine zuzuführen.

Mundschleimhautentzündung und Mundsoor

Eine Mundschleimhautentzündung kann sich durch Schmerzen, Schwellungen, Rötung, Brennen, Juckreiz, Geschwüre, Zahnfleischbluten (Zahnfleischentzündung) oder vermehrtem Speichelfluss äußern. Manchmal sind Beläge zu sehen und es kommt Mundgeruch hinzu. Die Ursachen der Entzündung sind vielfältig.

Unter Mundsoor leiden besonders Säuglinge, ältere Menschen, die eine Zahnprothese tragen und abwehrgeschwächte Personen. Eine Hefepilzinfektion (Candida) ist möglich. Es bilden sich weiße Flecken an der Wangenschleimhaut und auf der Zunge.

Einnahme von OBE:

- 2-3x täglich 10ml nüchtern und pur einnehmen und dabei lange im

Mund belassen. Zusätzlich kann man auch ca. 20ml in ein kleines Glas Wasser geben und damit den Mund gründlich spülen, diesmal aber nicht runterschlucken: Dies wirkt desinfizierend und gegen Karies.

Maßnahmen zur Vorbeugung gegen Zahnerkrankungen: Weniger Süßigkeiten essen, mindestens 3 Minuten nach jedem Essen Zähne gründlich putzen, Zink und Vitamine zuführen.

Olivenblattextrakte bei Autoimmunerkrankungen

Autoimmunerkrankungen sind Erkrankungen, bei denen das Immunsystem Teile des eigenen Organismus als fremd ansieht und deshalb einen Angriff auf gesunde körpereigene Zellen führt. Der Körper bekämpft sich selbst. Als Folge treten heftige Abwehrreaktionen in Form von Entzündungen und Fieber auf.

Rheumatische Beschwerden bzw. Rheuma sind ein Sammelbegriff für eine Vielzahl von Erkrankungen unterschiedlicher Ursache, die oft in der Schulmedizin unterschiedlich behandelt werden müssen. Allen rheumatischen Erkrankungen ist eines gemeinsam: Sie betreffen das Binde- und Stützgewebe des Bewegungsapparates und häufig auch innere Organe (zum Beispiel Herz, Gefäße, Lunge,

Leber, Darm). Man unterscheidet entzündliche oder durch ständige Abnutzung (degenerativ) bedingte Rheumaarten. Bei einigen Rheumaformen steckt eine sog. Autoimmunreaktion des Körpers dahinter, das heißt, dass der Körper selbst Abwehrstoffe gegen körpereigenes Eiweiß bildet. Es lassen sich folgende Erkrankungstypen unterscheiden:

Weichteilrheumatismus (Fibromyalgie): Muskeln, Bänder, Sehnen und Schleimbeutel sind schmerzhaft verändert.

Entzündliche Rheumaformen: chronische Arthritis und rheumatisches Fieber

Beide Formen sind Autoimmunerkrankungen, es kommt zu Entzündungen der Gelenke mit Schmerzen und Schwellungen bis zu Steifheit. Bei beiden Erkrankungsformen können auch innere Organe betroffen sein.

Olivenblattextrakte liefern bei der Behandlung von rheumatischen Beschwerden sehr gute Ergebnisse und weisen im Vergleich zur konventionellen medikamentösen Therapie keine Nebenwirkungen auf.

Einnahme von OBE:

- 3x täglich 10ml bis 15 ml nüchtern und pur.

Achtung: Es kann die Herxheimer Reaktion auftreten!

Multiple Sklerose (MS) ist eine der häufigsten neurologischen Erkrankungen. Frauen sind öfter betroffen als Männer. MS ist eine Krankheit mit vielen Gesichtern. Durch eine entzündliche Reaktion kommt es an verschiedenen Stellen im Gehirn und Rückenmark zur Schädigung oder Zerstörung der Markscheiden. Ohne intakte Markscheiden ist die Nervenleitung erschwert bis unmöglich. Je nachdem, welche Nerven betroffen sind, kommt es zu bestimmten Ausfallerscheinungen, die sich zum Teil zurückbilden, zum Teil auch bleibend sind. Die Beschwerden äußern sich in Koordinationsstörungen, Gleichgewichtstörungen, Empfindungsstörungen, Blasen- und Mastdarmstörungen, Lähmungen, Abgeschlagenheit, Unbelastbarkeit etc.

Morbus Parkinson ist die häufigste neurologische Erkrankung des fortgeschrittenen Lebensalters. Männer sind etwas häufiger betroffen als Frauen. Es kommt zu einer verminderten Produktion des Neurotranmitters Dopamin und anderer Botenstoffe, die für Erregungsweiterleitung in den Nervenfasern wichtig sind. Die genaue Ursache der Parkinson-Krankheit bleibt ungeklärt. Typisch ist das Zittern vor allem in Ruhe, maskenhafter Gesichtsausdruck und im fortgeschrittenen Verlauf Bettlägerigkeit.

Lupus (Lupus erythematodes, LE) ist eine Autoimmunkrankheit und zählt zu der Krankheitsgruppe der Kollagenose. Volkstümlich heißt die Krankheit auch Schmetterlingsflechte und äußert sich sichtbar in schmerzhaften entzündlichen Veränderungen der Haut und Gelenke, kann aber auch innere Organe befallen. Nach dem Ausbreitungsgrad unterscheidet man verschiedene, mehr oder weniger schwere Verlaufsformen der Krankheit. Es gibt zwei Hauptformen: Hautlupus und systemischer Lupus erythematodes (SLE).

Über die Basisbehandlung entscheidet der Arzt, sobald gesichert ist, um welche Form es sich handelt. Lupus ist eine sehr problematische, schwer zu behandelnde Krankheit. In der Schulmedizin werden beispielsweise Medikamente gegen Malaria und lokal Glukokortikoide eingesetzt. Sie sind wirksam, aber die Symptome kehren zurück, sobald die Medikamente abgesetzt werden. Mit den therapeutischen Maßnahmen der Schulmedizin versucht man, die Krankheit in Schach zu halten. Olivenblattextrakte können die konventionellen Therapien sinnvoll unterstützen. Aus den USA liegen Berichte vor, dass die Einnahme von Olivenblattextrakten eine günstige Wirkung bei dieser Erkrankung entfaltet und die schmerzlichen Entzündungen gelindert werden. Mittlerweile gibt es auch die ersten positiven Anwendungserfahrungen aus naturheilkundlich orientierten Praxen in Deutschland.

Einnahme von OBE:

- Beginnend 3x täglich 5ml nüchtern und pur, nach 2 Wochen kann sich die Dosis auf 3x täglich 10ml bis 20ml erhöht werden.

Achtung: Es kann die Herxheimer Reaktion auftreten!

Info: In den USA wird die antibiotische Therapie unter anderem bei Rheumatischer Arthritis, Sklerodemie, Lupus, Morbus Bechterew durchgeführt und sie gründet sich auf der Auffassung, dass rheumatische Beschwerden und einige Autoimmunerkrankungen infektiösen Ursprungs sind. So behandelte der berühmte Rheumatologe Dr. Thomas McPherson Brown (1906-1989) in Washington D.C. rheumatische Krankheiten über fünfzig Jahre lang erfolgreich mit Antibiotika aus der Schulmedizin. Seine Arbeit mit dieser Behandlungsmethode gilt als bahnbrechend.
(mehr dazu: www.rheumatic.org)

Außer antiinfektiver und entzündungshemmender Wirkungen verfügen Olivenblattextrakte auch über cholesterinregulierende, blutdrucksenkende und blutzuckerregulierende Wirkungen, was in der Praxis auch zu guten Ergebnissen bei der Behandlung entsprechender Krankheiten führt.

Olivenblattextrakte bei Herz-Kreislauf-Erkrankungen

Bluthochdruck (Hypertonie)

Der Begriff Bluthochdruck (über 140/90 mmHg) umfasst nicht nur den Anstieg des Blutdruckes an sich, sondern ist charakterisiert durch vermehrte Gefäßerkrankungen mit Risiko fortschreitender Schädigungen. Obwohl eine große Anzahl chemischer Arzneimittel zur Normalisierung des Blutdrucks und zur Verhinderung von Folgeerkrankungen zur Verfügung steht, kann doch eine Reihe von Nebenwirkungen bei Betroffenen hervorgerufen werden.

Traditionell wurden Olivenblätter in der griechischen und arabischen Heilkunde und in der nordafrikanischen Volksheilkunde als blutdrucksenkendes Mittel (Ziyyat A. et al) angewandt. Die blutdrucksenkenden Wirkungen von OBE sind mittlerweile vielfach dokumentiert. Zahlreiche Forschungen und Studien weltweit konnten zeigen, dass die Inhaltsstoffe von OBE den Blutdruck senken bzw. regulieren können. Die deutsche Monographie Kommission E (Bundesanzeiger, Heft 11, 1991) gibt für die Zubereitungen aus Olivenblättern blutdrucksenkende und harntreibende Wirkungen an.

Einnahme von OBE:

- 3 x täglich 10ml bis 15ml nüchtern und pur. Es sollte regelmäßiges Messen des Blutdruckwertes während der Einnahme erfolgen. Anfangs sollten auf keinen Fall die bisher vom Arzt verschriebenen blutdrucksenkenden Medikamente eigenmächtig abgesetzt werden. Nach Senkung des Blutdruckwertes durch Einnahme von OBE flüssig sollte man mit dem behandelnden Arzt bezüglich der Reduzierung bzw. des Absetzens der chemischen Medikamente Rücksprache halten.

Eine bewusste und ausgewogene Ernährung, sowie ein balanciertes Alltagsleben tragen unentbehrlich zur Aufrechterhaltung der Gesundheit bei.

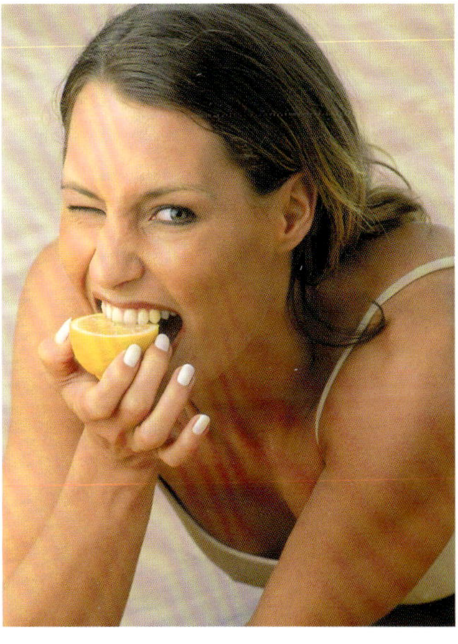

Erhöhter Cholesterinspiegel und Arterienverkalkung

Man spricht von einem erhöhten Cholesterinspiegel bei einem Wert über 220mg/100ml im Blut. Erhöhte Cholesterinwerte müssen nicht unbedingt ernährungsbedingt sein. Auch angeborene Störungen des Cholesterinstoffwechsels können zu erhöhten Werten führen. Außerdem ist der Cholesterinwert in der Schwangerschaft erhöht. Das richtige Verhältnis zwischen LDL-Cholesterin (auch „schlechtes“ Cholesterin genannt) und HDL-Cholesterin (auch „gutes“ Cholesterin genannt) ist entscheidend. Unter ungünstigen Bedingungen und bei geschädigten Arterienwänden lagern sich Fettstoffe (zum Beispiel Cholesterin) an der Gefäßinnenwand ab. Im Laufe der Zeit verengt sich das Gefäß; man spricht von Arterienverkalkung oder Arteriosklerose.

Die antioxidativen und cholesterinregulierenden Eigenschaften von Olivenblattextrakten und Olivenöl wurden in vitro (in Kultur) und in vivo (am lebenden Organismus) untersucht: Die phenolischen Verbindungen hemmten die Oxidation (rösten) von LDL und erhöhten zugleich HDL und senkten bzw. regulierten somit den Cholesterinspiegel signifikant und verminderten das Arterienverkalkungsrisiko.

Hinweis: Eine Wirkung auf genetisch bedingten hohen Cholesterinspiegel haben Olivenblattextrakte bis jetzt in der Praxis nicht erzielt.

Einnahme von OBE:

- 2 bis 3x täglich 5ml bis 10ml nüchtern und pur. Eine ausgewogene Ernährung ist sehr wichtig.

Herzrhythmusstörungen

Ist die Regelmäßigkeit des Herzschlages gestört, spricht man von Herzrhythmusstörungen. Dabei kann der Herzschlag entweder zu schnell (Tachykardie), zu langsam (Bradykardie) oder unregelmäßig (Arrhythmie) sein. Herzrhythmusstörungen werden einerseits häufig durch verschiedene Herzerkrankungen, andererseits durch virale und bakterielle Infektionen ausgelöst und sind dann durchaus ernst zu nehmen. Symptome sind Herzstolpern, Herzrasen, Schwindelgefühle, Atemnot, Angina pectoris, Kollaps und Ohnmacht bis hin zum Herzstillstand. Bei o.g. Beschwerden sollte man unbedingt einen Facharzt konsultieren. Nach den ärztlichen Untersuchungen kann man mit dem Arzt über die zusätzliche Einnahme von Olivenblattextrakten sprechen.

In früherer und jüngster Zeit erschienen Berichte von italienischen und spanischen Forschern über Tierversuche, dass Olivenblattextrakt die Arterien erweiterte, die Elastizität der Arterien erhöhte und somit den Bluthochdruck senkte, die Durchblutung in Koronararterien verbesserte und die Herzrhythmusstörungen beseitigte.

Einnahme von OBE:

- 3x täglich 5ml – 10ml nüchtern und pur, gegebenenfalls Erhöhung der Dosis.

Hinweis: Eine positive Beeinflussung auf vegetativ bedingte Herzrhythmusstörungen lassen sich bis jetzt in der Praxis nicht nachweisen.

Zuckerkrankheit (Diabetes mellitus Typ II)

Diabetes mellitus (im Volksmund Zuckerkrankheit genannt) stellt die am häufigsten auftretende Stoffwechselstörung dar. Es gibt zwei Haupttypen von Diabetes: Diabetes Typ I (auch insulinabhängiger Diabetes oder jugendlicher Diabetes genannt) und Diabetes Typ II (auch: Altersdiabetes genannt). Der Insulinmangel bei Altersdiabetes nimmt in der Regel langsam zu. Meist wird zwar noch Insulin ausgeschüttet, dies reicht jedoch nicht aus oder kann durch Veränderungen an den Zielzellen nicht mehr richtig wirken. Bei Zuckerkrankheit muss der Blutzuckerwert unter Kontrolle gebracht werden, weil ein unstabiler und erhöhter Zuckerwert gravierende Folgeschäden wie Gefäßerkrankungen, Durchblutungsstörungen in den Extremitäten (Polyneuropathie), Netzhauterkrankungen (Retinopathie), Nierenschäden und Herzinfarkte bzw. Schlaganfall hervorrufen kann, durch die der Alltag des Betroffenen sehr beeinträchtigt wird und die lebensgefährlich sein können.

Bei einem unstabilen Zuckerwert (Diab. Typ II) trotz schulmedizinischer Behandlungen (Tabletten, Insulingabe und deren Kombinationen) kann Olivenblattextrakt zusätzlich zur Unterstützung eines stabilen Zuckerwertes, einer Senkung des Zuckerwertes und einer Reduzierung der Insulineinheit sinnvoll beitragen, allerdings ist die zuckerregulierende und –senkende Wirkung von OBE dosisabhängig.

Einnahme von OBE:

- 3x täglich 10ml bis 30ml nüchtern und pur.

  Das Gewicht des Betroffenen spielt bei der Dosierung auch eine Rolle. Die schulmedizinischen Behandlungen sollten auf keinen Fall von Patienten eigenmächtig ohne Rücksprache mit dem behandelnden Arzt abgesetzt werden. Und die üblichen erforderlichen Maßnahmen bei Diabetikern (ausgewogene Ernährung, individuell abgestimmte sportliche Aktivität ect.) sollen weiter durchgeführt werden.

Olivenblattextrakte bei Erkrankungen des Bewegungsapparates

Arthrose

Durch Abnutzung kommt es zu Verschleißerscheinungen an den Gelenken. Diese schwellen an, schmerzen und werden im weiteren Verlauf in ihrer Beweglichkeit eingeschränkt.

Gicht

Gicht entsteht durch einen erhöhten Harnsäurespiegel und ist eine Purinstoffwechselerkrankung. Sie kann erblich bedingt, aber auch erworben sein. Ein leicht erhöhter Harnsäurespiegel bereitet meist über viele Jahre keine Beschwerden. Häufig ist der akute Gichtanfall des Großzehengrundgelenks das erste Zeichen der Gichterkrankung. Die Schübe zeigen sich als starke Schmerzen, Rötung, Schwellung, Überwärmung der betroffenen Gelenke.

Die Harnsäure ist ein Abbauprodukt der Purine, welche an der Synthese der Gensubstanz des Organismus beteiligt sind. Purinreiche Lebensmittel wie zum Beispiel Fleisch, Innereien, Meeresfrüchte, Sojabohnen etc. sollten daher vermieden werden. Nikotin und Alkoholkonsum sind streng verboten, da gesättigte Fettsäuren (das sind meistens tierische Fette) und Alkohol die Ausscheidung von Harnsäure über die Nieren behindern. Die betroffenen Gelenke sollten generell vor Kälte geschützt werden.

Die Stoffklasse von Triterpenen und unter anderem die Oleanolsäure in Olivenblattextrakten wirken harntreibend und unterstützen den Körper bei der Harnausscheidung über die Nieren und sorgen dadurch für einen Abtransport der problematischen Harnsäure. Die Inhaltsstoffe Saponine binden im Darm tierische Fette an sich, so dass die Verdauungs- und Ausscheidungsorgane weniger belastet werden; Oleuropein in Olivenblattextrakten ist säureempfindlich und verringert den Säureanteil im Körper. Es wirkt nicht nur positiv auf den Harnsäurewert, sondern auch auf den Gehalt an Arachidonsäure, die in der Entzündungs- und Schmerzentstehung eine zentrale Rolle spielt.

Einnahme von OBE:

- In akutem Fall sollten 10ml OBE 3 bis 4x täglich nüchtern und pur eingenommen werden, bei chronischem Verlauf 3x täglich 5ml bis 10ml.

Die sanften Heilverfahren, die seit geraumer Zeit eine starke Faszination auf den Menschen ausüben, machen nicht vor dem Tier halt. Hier gilt das Prinzip, dass alles, was dem Menschen wohl tut, auch für das Tier gut ist und umgekehrt. Viele alternative Behandlungsmethoden wie Heilpflanzen, Akupunktur und Homöopathie kommen heutzutage immer häufiger in der Veterinärmedizin (Tiermedizin) zum Einsatz. Von dieser Rückbesinnung auf das Natürliche, wo Moderne und Tradition sich mischen und ergänzen, haben Olivenblattextrakte beachtlich profitiert. Nicht nur in der Tierheilkunde, sondern auch im biologisch-dynamischen Landbau kommen die stark fungiziden und bakteriziden Wirksubstanzen in Olivenblättern bzw. Oliventrester als wirksames zukünftiges Pflanzenschutzmittel gegen schädliche Organismen zum Einsatz. Hierbei geht es nicht nur um die Abtötung aller schädlichen Organismen, sondern vor allem um die Regulierung des natürlichen Gleichgewichts von Boden und Pflanzen, mit anderen Worten: es betrifft die Wiederherstellung und Regulierung der Bodenflora. Somit wird der natürliche Kreislauf der Ressourcen gewahrt.

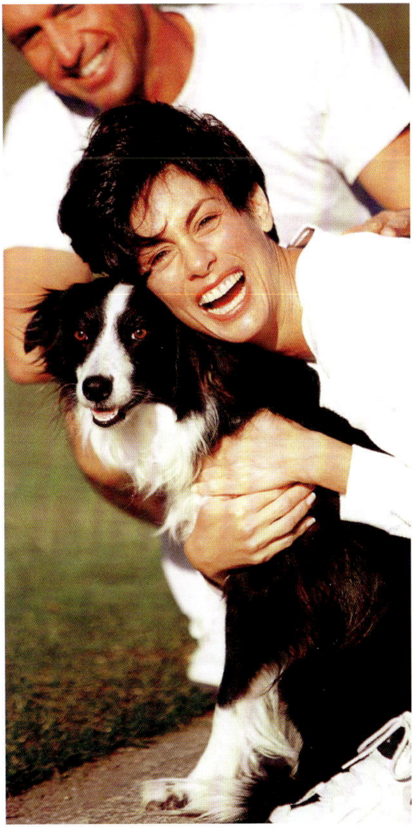

Olivenblattextrakte in der Tierzucht und bei Haustieren

Der Wirkungsbereich von OBE in der biologischen Tierzucht und Tiermedizin ist noch weitergehend unerforscht. Dennoch liegen erste Anwendungserfahrungen in der Praxis vor. Generell kann man sagen: Es gilt hier praktisch alles, was über die therapeutische Anwendung der Olivenblattextrakte beim Menschen gesagt wurde. Die Indikationen beim Tier sind im Grunde die Gleichen wie beim Menschen, die Dosierung hängt allerdings vom Gewicht des Tieres ab. Auch hier eignen sich Olivenblattextrakte sowohl zur Prävention als auch zur Therapie. Was den Unterschied macht, ist die Dosis.

Die prophylaktische Anwendung

Diese ist vor allem bei neu aufgenommenen Tieren bzw. Haustieren angezeigt. Viele dieser Tiere leiden nämlich an unerkannten Infektionen, insbesondere, wenn ihre Herkunft etwas ungewiss ist. Einerseits sollten sie unter Umständen tierärztlich untersucht werden, andererseits, unabhängig davon, was bei der Untersuchung herauskommt, können Sie dem Tier täglich Olivenblattextrakte flüssig ins Wasser oder ins Futter geben, und zwar mindestens in den ersten drei bis vier Wochen, nachdem es Ihr Hausgenosse geworden ist. Olivenblattextrakte stellen in diesem Fall eine ideale immunstärkende und tonisierende (nährende) Nahrungsergänzung dar. Wenn Sie darüber hinaus darauf achten, Ihren Tieren sauberes Trinkwasser zu geben, werden diese umso gesünder und kräftiger sein. Von Zeit zu Zeit sollten Sie Ihren Tieren bzw. Haustieren kurmäßig Olivenblattextrakte anbieten, indem Sie ihnen minimale Dosen ins Trinkwasser oder unter das Futter mischen.

Die therapeutische Anwendung

Es ist vielseitig einsetzbar. Mit Olivenblattextrakten können Sie auch bei Tieren praktisch das gesamte Spektrum von Gesundheitsstörungen und Infektionen sowie Entzündungen behandeln, das bereits für den Menschen ausführlich erläutert wurde.
OBE sollte von einem erfahrenden Therapeuten eingesetzt werden.

Dosierungsempfehlungen zur Therapie bei chronischen Beschwerden:

Tiere nach Gewicht
Tagesdosierung

unter 500g .... 2 x 5ml
500g – 15 kg .... 2 x 5ml - 10ml
15 kg – 60 kg .... 2-3 x 10ml -20ml
60 kg– 100 kg .... 2-3 x 20ml – 30ml
über 100 kg .... 3-4 x ab 30ml

Zur Prävention reicht 1x pro Tag die halbe Dosis der Empfehlung; bei akuten Fällen können je nach Bedarf sowohl die Häufigkeit der Einnahme als auch die Dosis verdoppelt werden.

Einsatzmöglichkeiten (alphabetisch)
Erkrankungen und Infektionen durch Viren, Bakterien, Pilze, Parasiten, Protozoen, Erkrankungen und Entzündungen im Bereich der Atmungsorgane, der Verdauungsorgane, der Haut und ihrer Anhangsorgane und des Bewegungsapparates sowie Erkrankungen des Herz-Kreislauf-Systems. Im Folgenden sind Einsatzmöglichkeiten aus den USA aufgeführt:

- Abszess (eitrige Infektion)
- Arthritis
- Atopische Dermatitis
- Herzrhythmusstörungen
- Aspergillose (Schimmelpilzerkrankung)
- Avian Pox (Vogelgrippe)
- Brucellose (Malta Fieber)
- Chlamydien-Infektion

- CFS (Chronisches Erschöpfungssyndrom)
- Chronische Graskrankheit bei bakteriellen Infektionen
- Echerichia-coli-Infektionen
- Ekzem
- Erkältung
- Giardiasis (Lambliasis, Protozoen-infektion)
- Grippe
- Haemorrhagische Virusseptikämie (VHS) (die viralen Fischkrankheiten)
- Herpesviren-Infektionen
- Infektiöse Bovine Rhinotracheitis (IBR)
- Katzenleukose (FeLV-Infektion)
- Kolibazillose (E. coli, Colibacillosis)
- Kolik verursacht durch bzw. assoziiert mit Parasiten, Protozoen, Viren, Retroviren oder Bakterien
- Kokzidiose (Coccidiosis)
- Lupus
- Lyme Borreliose
- Bakterielle und virale Meningitis
- Milzbrand (Antrahx)
- Nasenentzündung (Rhinitis)
- Nasennebenhöhlenentzündung (Sinusitis)
- Nervenentzündungen bei Infektionen
- Rachenentzündungen (Pharyngitis)
- Yersinia-Arthritis
- Yersinia Pseudotuberculosis
- Tollwut
- Räude (Parasitenbefall)
- Rheumatoide (Gelenke und Muskeln)
- Retrovirus-Infektion
- Ringworm-Infektion
- Rotavirus-Diarrhö
- Salmonellosis
- Schlafkrankheit (Trypanosomiasis)
- Staphylokokken-Infektionen und Dermatitis
- Toxoplasmose
- Warzen

Achtung: Auch hier ist die Herxheimer-Reaktion bei der Bekämpfung der Krankheitserreger bekannt.

Inhaltsstoffe des Olivenbaums

Wissenschaftlicher Teil

Weltweite Forschungsergebnisse zur medizinischen Bedeutung des Olivenbaumes (Olea europaea L.)

Inhaltsstoffe des Olivenbaumes

(Quelle: »Handbook of Phyto-chemical constituents of gras herbs and other economic plants«, Autor: Dr. James A. Duke und »Antioxidant activity of phenolics extracted from Olea europaea L. leaves"«, Benavente-García, O., et al.)

1) D- ACETOXPINORESINOL
2) D-1-ACETOXPINORESINOL-4_ BETA -D-GLUCOSIDE
3) D-1-ACETOXPINORESINOL-4??-O-METHYL-ETHER
4) AESCULETIN
5) AESCULIN
6) BETA-AMYRIN
7) APIGENIN
8) APIGENIN-7-GLUCOSIDE
9) APIGENIN-7-DI-O-XYLOSIDE
10) ARABINOSE
11) ARACHIDIC-ACID
12) ASH
13) BORON
14) CAFFEIC-ACID
15) 1-CAFFEYL-GLUCOSE
16) CALCIUM
17) CARBOHYDRATES
18) BETA-CAROTENE
19) CATECHIN
20) CATECHOL-MELANIN
21) CHOLINE
22) CHRYSOERIOL-7-O- GLUCOSIDE
23) CINCHONIDINE
24) CINCHONINE
25) P-COUMARIC-ACID
26) CRATAEGOLIC-ACID
27) CYANIDIN-3-GLUCOSIDE
28) CYANIDIN-3- MONOGLUCOSIDE
29) CYANIDIN-3-RHAMNOSYL-GLUCOSYL-GLUCOSIDE
30) CYANIDIN-3-RUTINOSIDE
31) (+)-CYCLO-OLIVIL
32) DEMETHYLOEURPEIN
33) DIHYDROCINCHONINE
34) 3,4 -DIHYDROXYPHENYL-ETHANOL-4-DIGLUCOSIDE
35) 3,4 -DIHYDROXYPHENYL-ETHANOL-4-MONOGLUCOSIDE
36) 3,4 -DIHYDROXYPHENYL-ETHANOL
37) DIHYDROXYPHENYL-PROPANE
38) DIOSMETIN
39) ELENOLIDE
40) ERYTHRODIOL
41) ESCULETIN
42) ESCULIN
43) ESTRONE
44) FAT
45) FIBER
46) FRUCTOSE
47) GALACTOSE
48) GALACTURONIC-ACID
49) GLUCOSE
50) HESPERIDIN
51) D-1-HYDRXYPINO-RESINOL
52) D-1-HYDROXYPINO-RESINOL-4??-O-METHYL- ETHER
53) HYDROXYTYROSOL
54) IRON
55) KAEMPFEROL
56) KILOCALORIES
57) LIGUSTROLIDE
58) LINOLEIC-ACID
59) LUTEOLIN
60) LUTEOLIN-41-O-GLUCOSIDE
61) LUTEOLIN-5-O-GLUCOSIDE
62) LUTEOLIN-7-O-GLUCOSIDE
63) LUTEOLINTETRAGLUCOSIDE
64) MANNITOL
65) MASLINIC-ACID
66) METHYL-DELTA-MASLINATE
67) MYRISTIC-ACID
68) OLEANOLIC-ACID
69) OLEIC-ACID
70) OLEOSIDE
71) OLEOSIDE-7-METHYL-ESTER
72) OLEUROPEIC-ACID
73) OLEUROPEIN
74) L-OLIVIL
75) OLIVIN
76) OLIVIN-41-DIGLUCOSIDE
77) PAEONIDIN-3-GLUCOSIDE
78) PAEONIDIN-3-RHAMNOSYL-
79) GLUCOSYL-GLUCOSIDE
80) PALMITIC-ACID
81) PECTIN
82) PHOSPHORUS
83) POTASSIUM
84) PROTEIN
85) PROTOCATECHULIC-ACID
86) QUERCETIN
87) QUERCETIN-3-O-RHAMNOSIDE
88) QUERCETIN-3-RUTINOSIDE
89) QUINONE
90) RHAMNOSE
91) RUTIN
92) BETA-SITOSTEROL-GLUCOSI DE
93) SODIUM
94) SQUALENE
95) STEARIC-ACID
96) TANNINS
97) ALPHA-TOCOPHEROL
98) GAMMA-TOCOPHEROL
99) TYROSOL
100) UVAOL
101) VANILLIN ACID
102) VERBASCOSIDE
103) WATER

Die bis heute bekannten Inhaltsstoffe des Olivenbaumes sind in Blatt, Frucht bzw. Olivenöl, Knospe, Stamm, Ast und Wurzel in unterschiedlicher Konzentration vorhanden. 1908 isolierten Bourquelot et al. ein bitteres Glykosid aus den Olivenblättern und nannten es Oleuropein; 1960 wurde das Molekül Oleuropein erstmals von Panizzi et al. in seiner chemischen Formel identifiziert (C25H32O13) und ca. 10 Jahre später stellten Inouye et al. fest, dass es sich dabei um eine phenolische Verbindung handelt, die zur Iridoidglykosid-Gruppe gehört: Das Secoiridoidglycosid.

Seitdem wurden Extrakte aus verschiedenen Teilen des Olivenbaumes intensiv und systematisch erforscht, insbesondere die Leitsubstanzen: das Oleuropein und dessen Derivate.

Oleuropein ist in Blättern, Früchten, Holz, Rinde, Knospen und Wurzeln in unterschiedlichen Konzentrationen enthalten (Pallas 1827; Cruess et al., 1934; Juven et al., 1968; Pasquale et al. 1991). In Olivenblättern (Olea europaea L.) beträgt der Oleuropeingehalt je nach Kultivierung, Klima, Erntesaison, Lagerbedingungen und Lagerdauer zwischen 60-90mg pro Gramm (Trockengewicht) und somit ergibt sich hier das höchste Niveau von Oleuropeinderivaten (Hydrolyse-Produkte) wie zum Beispiel Elenolsäure, Hydroxytyrosol (3,4-Dihydrophenylethanol,HT) bzw. beta-3,4-Dihydroxyphenyethylethanol (DHPE). Diese Moleküle sind biologisch hochinteressant und therapeutisch von wichtiger Bedeutung (Le Tutour et al. 1992).

Die Chemischen Komponenten werden verschiedenen Stoffklassen zugeordnet:

Secoiridoidglycoside:
Oleuropein, Olea Europea Secoiridoid 2, Olea Europea Secoiridoid 3, Oleacein, Oleosid, Oleurosid;

Phenolische Verbindungen:
Hydroxytyrosol, Verbascosid, Tyrosol, Kaffeesäure, Chlorogensäure, Vanillinsäure;

Flavonoide:
Apigenin, Apigenin-4'-O-rhamnosylglucosid, Apigenin-7-O-glucosid, Apigenin-7-di-O-beta-D-xylosid, Chrysoeriol, Chrysoeriol-7-O-glucosid, Chrysoeriol-7-O-beta-D-glucosid, Cosmosiin, Cynarosid, Diosmetin, Hesperidin, Luteolin, Luteolin-4'-beta-D-glucosid, Luteolin-4'-O-glucosid, Luteolin-7-O-glucosid, Kaempferol, Olivin, Olivin-4'-di-glucosid, Quercetin, Quercetin-3-O-rhamnosid, Rutin, Apigetrin, Isorhoifolin;

Monoterpene:
Elenoside, Ligstrosid;

Triterpene:
beta-Amyrin, Erythrodiol, Maslinsäure, delta-Maslinsäure, Oleanolsäure, Squalen, Uvaol;

Steroide:
Eleutherosid B-1, beta-Sitosterol;

Quinolin-Alkaloide:
Cinchonidin, Cinchonin, Dihydrocinchonin;

Weitere Komponenten:
Carotinoide (Alpha-Carotin); Chlorophyll B; Phenolcarbonsäuren, Tannin und Vitamin D (Ergocalciferol).

Sicherlich werden in Zukunft noch weitere wirksame Inhaltsstoffe identifiziert und neue Erkenntnisse der vielseitigen positiven Eigenschaften und Wirkmechanismen der Olivenblattextrakte gewonnen werden (Panizzi et al., 1960; Schneider et al., 1972; Gariboldi et al., 1986; Le Tutour et al. 1992; Romani et al., 1994; Pieroni et al., 1996).

Breitwirkspektrum und Wirkmechanismus der Inhaltsstoffe

Antiinfektive Wirkung (antiviral, antibiotisch, antiparasitär)

Antivirale Wirkung
1969 begann der Pharmakonzern Upjohn in Kalamazoo, Michigan/USA mit den Forschungen der antiviralen Eigenschaften von Calciumelenolat, einem Salz der Elenolsäure, isoliert durch milde Säurehydrolyse eines wässrigen Olivenblätterextraktes. Der Virologe Dr. Harold Renis untersuchte die antivirale Wirkung des linksdrehenden Calciumelenolates (L-Calciumelenolat) gegen eine Vielzahl bekannter Viren in vitro und fand heraus, dass alle von ihm getesteten Viren inkl. Herpes, Influenza A, Polio 1,2,3, Vaccinia, Newcastle-Disease-Virus, Pseudorabies, Encephalomyocarditis (EMCV), Stomatitis vesiculosa, Sindbis, Reovirus 3 und Cocksackie A21 inaktiviert wurden. Aber die Untersuchung dieses viruziden Effektes des L-Calciumelenolat in vivo scheiterte, da die Affinität von L-Calciumelenolat zu Plasmaprotein stark ist und daher zu Unwirksamkeit führt. So gingen Wissenschaftler davon aus, dass das Calciumelenolat im menschlichen Körper auch keine viruzide Wirkung aufweisen könnte. Aufgrund dessen wurden weitere Untersuchungen von Upjohn Mitte 70er eingestellt (Renis, HE 1970, 1972 und 1975).

Aber die Erkenntnis, dass das rechtsdrehende Calciumelenolat (R-Calciumelenolat) - gewonnen durch b-glycosidische Spaltung des Oleuropeins - keine Affinität zu Plasmaprotein aufweist und möglicherweise für die antimikrobielle Wirkung der Olivenblattextrakte verantwortlich sein könnte, wurde außer Acht gelassen. Im Unterschied zu den Untersuchungsergebnissen von Renis ließ sich anhand der Ergebnisse von Calciumelenolat in vivo aus den Studien von Soret et al. eine signifikante Reduktion des Virentiters von durch Myxovirus-Parainfluenza Typ 3-Impfung induzierten Hamstern feststellen (Soret, 1969).

Viele Wissenschaftler ließen sich von Renis´s Erkenntnis nicht abhalten und untersuchten die antimikrobielle Wirkung des Oleuropeins weiter. Verschiedene Forschungen und Studien in vitro wurden durchgeführt und führen immer wieder zu neuen Erkenntnissen auf diesem Gebiet: Calciumelenolat hemmte auch die Enzyme Reverse-Transcriptase (RdRp) der Retroviren wie zum Beispiel der Moloney-murine leukaemia Viren (M-MuLV) und des Rauscher`s (leukaemia) Virus (Hirschman, 1972).

Andere Forschungsteams konnten nachweisen, dass sich Oleuropein durch ein breites antimikrobielles Wirkspektrum auszeichnet. Dies umfasst in unterschiedlichem Ausmaß Viren, Retroviren, Bakterien, Hefe- und Schimmelpilze, einige Protozoen sowie Parasiten (Juven et al., 1972; Tassou und Nychas, 1995; Koutsoumanis et al., 1998; Aziz et al., 1998).

Neuerlich veröffentlichten Lee-Huang et al. aus den USA ihr Forschungsergebnis über die Anti-HIV-Aktivität von Olivenblattextrakt im Labor. Und das Resultat ist mehr als erfreulich:

- Olivenblattextrakt hemmte die akute Infektion von HIV-1
- Olivenblattextrakt hemmte die Replikation von HIV-1
- Olivenblattextrakt war nicht toxisch für die nicht infizierten Zellen

(Lee-Huang,et al., 2003)

Die antivirale Wirkung von Olivenblattextrakt wurde immer mehr von laufenden Untersuchungen bestätigt. Im April 2005 gab das spanische Forscherteam von Micol V et al. in der Fachzeitschrift „Antiviral Research“ das neue Forschungsergebnis bekannt, bezüglich der antiviralen Wirkung des Olivenblattextraktes und des Hauptwirkstoffes Oleuropeins in vitro gegen VHS-Virus (virales hämorrhagisches Septikämie-Virus, ein Rhabdovirus, welches die meldepflichtige Fischkrankheit wie zum Beispiel „Forellenseuche“ verursacht). Die Forscher haben bei der Untersuchung festgestellt, dass Olivenblattextrakt und auch die Hauptsubstanz Oleuropein die Ansteckungsfähigkeit des VHS-Virus hemmten. Nach der Inkubationszeit wurde die Ansteckungsfähigkeit des Virus vor der Infektion mit Olivenblattextrakt bzw. Oleuropein auf 10% und auf 30% reduziert. Ferner wurde in einer Zellkultur 36 Stunden nach dem Ausbruch einer Infektion der VHS-Titer drastisch reduziert in Sinne einer dosisabhängigen, viruziden Wirkung. Außerdem konnten beide Substanzen (Olivenblattextrakt und Oleuropein) bei bisher uninfizierten Zellen die durch VHSV induzierte Zell-zu-Zell-Membranfusion hemmen; dies sprich für eine weitere Wirkkomponente auf die Viruslipidhülle (envelope). Aufgrund der Untersuchungsergebnisse kann Olea europeae potenziell als viel versprechendes, natürliches, antivirales Mittel eingesetzt werden (Micol V, 2005).

Antibiotische (antibakterielle und antimykotische) Wirkung

Neben Studien zur antiviralen Wirkung von Oleuropein und seinen Derivaten sind auch eine Vielzahl von Experimenten zu seiner antibiotischen Wirkung in vitro durchgeführt worden:

Fleming et al. (1973) isolierten sechs größere Phenolverbindungen aus grünen Oliven. Sie stellten fest, dass ein bestimmtes Hydrolyseprodukt von Oleuropein um einiges mehr bakterizid auf das Milchsäurebakterium Leuconostoc mesenteroides FBB 42 wirkte als Oleuropein selbst. Später entdeckten sie, dass das Aglykon von Oleuropein und die Elenolsäure das Wachstum von drei weiteren Spezies der Milchsäurebakterien Lactobacillus plantarum, Pediococcus cerevisiae und Lactobacillus brevis stark hemmten, wobei die Muttersubstanz Oleuropein diesbezüglich keine Hemmwirkung zeigte. Dagegen hemmte Oleuropein drei Nicht-Milchsäurebakterien Staphylococcus aureus, Bacillus subtilis und Pseudomonas solanacearum.

Calciumelenolat wurde von Heinze JE et al. neben antiviraler Wirkung auch antibiotische Aktivität in vitro (in Kultur) nachgewiesen. Calciumelenolat hemmte Reverse Transkriptase, das Wachstum von Hühnerembryofibroblasten(HEF)-Zellen sowie das Wachstum von Escherichia coli und Bacillus subtilis. Weiterhin hemmte Calciumelenolat auch die DNA-Polymerasen II und III-Holoenzyme von E. coli sowie diverse unverwandte Enzyme. Die Hemmung auf DNA-Polymerase II schien auf einen direkten und irreversiblen Effekt auf die Enzyme zurückzuführen zu sein (Heinze et al., 1975).

Weitere Studien in vitro haben gezeigt, dass Oleuropein bzw. seine Hydrolyseprodukte die Keimung und Sporenbildung von Bacillus megaterium und das Wachstum der Keimsporen von Bacillus cereus sowie Salmonella hemmten (Rodriguez et al. 1988; Tassou et al. 1991, 1994 und 1995).

Ferner wurde es zur Kenntnis gebracht, dass die Blätter und Früchte des Olivenbaumes eine natürliche Resistenz gegenüber Angriffen von Mikroben und Insekten haben. Eine der Ursachen dafür entdeckten Kubo et al. bei der Untersuchung, dass die meisten Aromastoffe (u.a. Hexanal, Nonanal und 3-Caren) in Blättern und Früchten antimikrobiell gegenüber einer Reihe unterschiedlicher Mikroorganismen wirkten, darunter sind Staphylococcus aureus, Streptococcus mutans, Escherichia coli, Candida albicans und Aspergillus niger (Kubo et al. 1985 und 1995).

Und immer mehr Untersuchungen wurden in der Richtung durchgeführt. Ein Extrakt aus Olivenblättern hemmte das Wachstum einer Reihe von Bakterien wie Escherichia coli, Klebsiella pneumoniae, Bacillus cereus, Aspergillus flavus and Aspergillus parasiticus, indem die phenolischen Verbindungen, unter anderem Oleuropein, Quercetin, Vanillinsäure und Kaffeesäure, die Zellmembran von Bakterien beschädigten und auf diese Weise interzellulare Substanzen wie Kalium, Phosphor und Glutamat heraussickern ließen und so die Bakterien unschädlich machten. Dies stellte ein ägyptisches Forschungsteam fest (Aziz et al. 1998).

Auch das italienischem Forscherteam Bisignano et al., Department Farmaco -Biologico, University of Messina, stellten bei der Studie in vitro in Bezug auf die antimikrobielle Aktivität von Oleuropein und Hydroxytyrosol fest, dass Hydroxytyrosol geringeren Hemmeffekt auf Bakterien und Viren zeigte, während Oleuropein starken Hemmeffekt auf verschiedene Viren und Bakterien hatte. Ebenfalls wurde die antibakterielle Aktivität der Aroma- und Geschmackstoffe aus Olea europaea L. später untersucht, darunter sind 8 langkettige aliphatische Aldehyde wie Hexanal, Nonanal, (E)-2-Hexenal, (E)-2-Eptenal, (E)-2-Octenal, (E)-2-Nonenal, (E)-2-Decenal und (E,E)-2,4-Decadienal. Während die gesättigten Aldehyde bei der Studie in vitro keinen signifikanten Hemmeffekt auf Bakterien zeigten, wiesen die ungesättigten alpha- und beta- Aldehyde eine antimikrobielle Aktivität gegen eine Reihe von Mikroorganismen auf und zeigten auch Hemmeffekt auf grampositive wie gramnegative Mikroorganismen. Die Wirksamkeit von Aldehyden scheint nicht nur von alpha, beta-Doppelbindung, sondern auch von der Kettenlänge sowie von geprüften Mikroorganismen abzuhängen (Bisignano et al., 1999 und 2001).

Die in Israel 2003 von Markin et al. durchgeführten Untersuchungen eines wässrigen Extraktes aus Olivenblättern in vitro hinsichtlich der antimikrobiellen Wirkung gegen Bakterien und Pilze erbrachten folgende Erkenntnisse:

- Eine Verdünnung von 0,6% tötete fast alle Bakterien innerhalb von drei Stunden ab.
- Eine Verdünnung von 1.25% hemmte das Wachstum von Dermatophyten (Fadenpilzen) nach drei Stunden.
- Candida albicans (Hefepilz) war nach 24 Stunden Inkubation in einem 15 %igen Extrakt abgetötet.
- Escherichia coli war schon durch 0,6 %igen Extrakt komplett zerstört.

Die Blätter und Früchte des Olivenbaumes (Olea europaea L.) beinhalten eine Gruppe von Substanzen, die mehrere Abwehrmechanismen gegen Mikroben- und Insektenangriffe zur Verfügung stellen. Furneri PM et al. von der Universität Catania (Italien) untersuchten die Anti-Mycoplasmen-Aktivität von Oleuropein in vitro und fanden dabei heraus, dass Oleuropein mit einer Konzentration von 20 bis 320mg/l Mycoplasma fermentans, Mycoplasma pneumoniae und Mycoplasma pirum hemmte. Die MICs (minimal inhibitory concentration = minimale hemmende Konzentration) von Oleuropein waren jeweils 160, 320 und 20mg/l. Später untersuchten Furneri PM et al die hemmende Wirkung von einer anderen Substanz aus Olivenblätter und Oliven, dem Hydroxytyrosol (einem einfachen Phenol), auf zwanzig Gruppen von Mycoplasma hominis, drei weitere Gruppen von Mycoplasma fermentans und eine weitere Gruppe von Mycoplasma pneumoniae.

Ergebnisse: Hydroxytyrosol hemmte mit einer Konzentration von 0,03 bis 0,05 µg/ml Mycoplasmen. Die MICs von Hydroxytyrosol waren jeweils 0,5 mg/ml, 0,03 mg/ml (bei 90% der getesteten Gruppen) und 0,25 mg/ml (Furneri et al., 2002 und 2004).

Als zukünftige Pflanzenschutzmittel?

Nicht nur in der Tierheilkunde, sondern auch im biologisch-dynamischen Landbau kommen die stark fungiziden und bakteriziden Wirksubstanzen in Olivenblättern bzw. Oliventrester als wirksame zukünftige Pflanzenschutzmittel gegen schädliche Organismen zum Einsatz. Dabei handelt es sich nicht nur um Abtötung aller schädlichen Organismen, sondern um die Regulierung des natürlichen Gleichgewichts des Bodens und der Pflanzen, mit anderen Worten: Es betrifft die Wiederherstellung der Bodenflora. Somit wird der Kreislauf der Ressourcen gewahrt.

Interessante Beobachtungen und wichtige Erkenntnisse bei der Olivenölherstellung: Die Abfallprodukte (Abwasser, Presswasser und Oliventrester) von der Olivenölherstellung haben positive Auswirkung auf die Bodenflora

Es ist bereits bekannt, dass die Abfallprodukte Oliventrester nach dem Auspressen der Oliven und das Abwasser von der Olivenreinigung sowie das Presswasser bei der Ölherstellung die Bodenflora positiv beeinflussen (Paredes et al., 1986 und 1987; Moreno et al., 1987, Rodriguez et al., 1988, Pérez et al., 1992 und 1997).

Während Mikroorganismen andere organische Abfälle in relativ kurzer Zeit in Kompost verwandeln, tun sie sich mit Oliventrester schwer. Beispielsweise wachsen Schimmelpilze auf Oliventrester schlecht. Ein Forscherteam der Universität Bonn (gefördert von der Frankfurter Bundesanstalt für Landwirtschaft und Ernährung im Bundesprogramm ökologischer Landbau) arbeitet an der Entwicklung eines effektiven Pflanzenschutzmittels aus Oliventrester für den ökologischen Landbau. Die bisherigen Ergebnisse sind viel versprechend: Flüssige Trester-Extrakte bremsen im Labor das Wachstum des auf Erdbeeren schmarotzenden Grauschimmel-Pilzes Botrytis cinerea und des Getreideschädlings Fusarium culmorum erheblich.

Mehr dazu:
http://www.ilt.uni-bonn.de/deutsch/olive.htm

Regulierung einer Mikroorganismenflora mit Oliventresterextrakten; Nutzung des fungiziden und bakteriziden Potentials natürlicher Polyphenole zur Kontrolle von Pflanzenkrankheiten.

Obwohl die genauen antimikrobiellen Wirkmechanismen von Olivenblattextrakten noch nicht endgültig geklärt sind, vor allem am menschlichen Organismus, werden folgende Beobachtungen und Erklärungen in der Forschung diskutiert:

- Aktivierung der Immunantwort der Wirtszelle durch direkte Stimulation der Phagozytose.
- Inaktivierung und Verlangsamung der Reproduktion von bestimmten Viren, Bakterien oder Mikroben durch Störung der lebenswichtigen spezifischen Aminosäureproduktion des Lebenszyklus.
- Direktes Eindringen der Wirksubstanz in infizierte Wirtszellen und irreversible Hemmung der mikrobiellen Replikation aufgrund ihrer hydrophilen Eigenschaft.
- Beeinträchtigung einer viralen Infektion bzw. Verbreitung durch Inaktivierung der Viren bzw. Verhinderung ihrer Adhäsion an der Zellmembran.

- Verlangsamung der Wachstumsrate der Bakterien durch irreverble Hemmung von Holoenzyme der DNA-Polymerase II und DNA-Polymerase III.
- Verlangsamung der Wachstumsrate und Hemmung einer Anzahl von Enzymen, unter anderem Nukleasen und Lysozyme.
- Verhinderung der Retrovirusproduktion (zum Beispiel HIV) durch Neutralisierung der beiden Enzyme Reverse Transcriptase (RT) und Protease, welche für die Viren-Reproduktion wichtig sind (bezieht sich auf die Fähigkeit der Retroviren, die Wirtszell-RNA zu verändern).

Antiphlogistische und analgetische Wirkung

In zahlreichen Untersuchungen konnte für die orale Gabe von Extrakten aus Olivenblättern eine antiphlogistische (entzündungshemmende) und analgetische (schmerzstillende) Wirkung neben der antimikrobiellen Eigenschaft nachgewiesen werden. Hierbei hemmen die Inhaltsstoffe die Synthese von Entzündungsmediatoren aus der Gruppe der Eicosanoide und besitzen daher ein starkes, antientzündliches Potenzial. Der bittere Inhaltsstoff Oleuropein als Hauptbestandteil des Olivenbaumes (Oleo europaea L.) besitzt starke entzündungshemmende Eigenschaften (Benavente-García et al., 2000).

Hydroxytyrosol hemmte die Entstehung eines entzündungsfördernden Eicosanoids-Leukotrien B4 in dosisabhängiger Weise, wie Petroni et al. nachweisen konnten. (1997).

De la Puerta et al. fanden zwei Jahre später bei einer Untersuchung heraus, dass neben Hydroxytyrosol auch Tyrosol, Oleuropein und Kaffeesäure die Entstehung von Leukotrienen durch Verminderung der Aktivität des Katalysator-Enzyms 5-Lipoxygenase hemmen (De la Puerta et al., 1999).

Möglicherweise hemmen DHPE und in geringerem Ausmaß Oleuropein, Luteolin, Apigenin sowie Quercetin ebenfalls die 5-Lipoxygenase und die Thrombozytenaggregation in vitro. Und Kaffee-, Ferula- und Chlorogensäure sind potente Blocker der Nitrosaminbildung (Kohyama et al. 1997; Petroni et al. 1995 und 1997).

Das deutsch-italienische Forschungsteam entdeckte sowohl im Olivenöl (Extra Virgin) als auch im Weißwein (drei italienische und vier deutsche Weißweine) die hocheffektiven phenolischen Substanzen Tyrosol und Kaffeesäure.

Die Forscher verwendeten ein etabliertes System im Reagenzglas, mit dessen Hilfe man Entzündungen simulieren und Gegenreaktionen messen kann: Menschliche Blutzellen (Monozyten) wurden mit Bakterien

inkubiert und danach mit verschiedenen Dosen von Tyrosol und Kaffeesäure (150 nM - 300 µM) behandelt. In anschließenden immunreaktiven Tests wurden verschiedene für Entzündungsreaktionen typische Substanzen, die Zytokine (Interleukin 1-Beta, Interleukin 6 und Tumor-Nekrose-Faktor Alpha) gemessen.
Erwartungsgemäß stimulieren die Bakterien die Blutzellen zur Ausschüttung der Zytokine. Forscher stellten fest, dass beide Komponenten Tyrosol und Kaffeesäure in niedriger Konzentration nach moderatem Weinkonsum im Blut gefunden werden und eindrucksvolle antioxidative Effekte und signifikant hemmende Wirkung auf die Freisetzung der entzündungsfördernden Zytokine aufwiesen und somit dem Entzündungsgeschehen entgegenwirkten. Forscher zogen den Schluss, dass eine mögliche praktische Bedeutung dieser Substanzen bei chronischen Entzündungen und Zuständen wie Osteoporose und Arthritis sein kann. (Bertelli A, et al., 2002)

Klinische Studie mit 500 Probanden zur antiviralen und antibiotischen Wirksamkeit von Olivenblattextrakt in Budapest (Ungarn) von Dr. Robert Lyons in Zusammenarbeit mit 40 amerikanischen Kollegen, 1997:

Erkrankung	Anzahl	Völlige Genesung	Verbessert	Unverändert	Verschlechtert
Tonsillitis, Pharyngitis	119	115	4	-	-
Pneumonie, Bronchitis	45	42	3	-	-
Pulpitis, Stomatitis	67	60	5	2	-
Herpes und andere virale Hauterkrankungen	172	120	52	-	-
Bakterielle Hautinfekte	37	30	7	-	-
Magenulcus bei H. pylori positiv	17	-	17	-	-
Immunstärkung	43	entfällt	40	3	-

Dosis: 3x2 Kapseln je 500mg täglich, oral bzw. 4x1 Kapsel täglich
Alter: 10–19 Jahre: 12 Patienten; 20–29 J: 117 Patienten; 30–39 J: 143 Patienten; 40–49 J: 181 Patienten; 50 Jahre und älter: 47 Patienten

(Quelle: Walker, M. "Olive leaf extract: The new oral treatment to counteract most types of pathological organisms. "Explore! Vol. 7, Sept. 1996).

Dieses viel versprechende klinische Studienergebnis hat gezeigt, dass Olivenblattextrakte signifikante Wirkungen gegen infektiöse Erkrankungen haben. Dies ist zugleich auch eine Bestätigung zahlreicher durchgeführter Untersuchungen in vitro hinsichtlich antimikrobieller und entzündungshemmender Eigenschaften der Olivenblätter. Es ist wünschenswert, dass in Zukunft weitere ähnliche klinische Studien durchgeführt werden.

Neben o.g. Wirkungen konnten den Inhaltsstoffen von Olivenblättern in vitro und in vivo noch weitere therapeutische Eigenschaften nachgewiesen werden:

Hypotensive, vasodilatatorische und antiarrhythmische Wirkung

Neben den antimikrobiellen und antientzündlichen Eigenschaften von Olivenblättern üben die Inhaltsstoffe auch ausgesprochen positive Wirkungen auf das Herz-Kreislauf-System aus, unter anderem auf den Blutdruck, Herzfunktion und Cholesterinspiegel.

Erstmalig 1951 veröffentlichte Samuelson in der Zeitschrift „Farmacevitisk Revy" sein im Tierversuch gewonnenes Forschungsergebnis über die blutdrucksenkende Wirkung von Olivenblättern. In den 70er Jahren berichteten Kosak et al. und Petkov ebenfalls über die blutdrucksenkende Wirkung von Olivenblättern und von Oleuropein.

In den siebziger Jahren fanden Petkov und Manolov bei ihren Versuchen in vivo heraus, dass Oleuropein jeweils die Herzarrthythmien von durch Hypertonie induzierten Hunden nach 1,5 bis 2 Stunden und von durch Barium(chlorid) induzierten Kaninchen nach ca. 1 Stunde beseitigte (Petkov et al., 1972).

Untersuchungen an Ratten mit einem Dekokt aus frischen Olivenblättern zeigten in den neunziger Jahren die Verbesserung der Durchblutung in Koronararterien und einen vasodilatatorischen Effekt auf die glatte Muskulatur: Durch die Erweiterung und die Erhöhung der Elastizität der Arterien wird die Senkung des Bluthochdrucks gewährleistet. Dieser Effekt wurde dem Oleuropeoside (Oleuropein und Verbascosid) zugeschrieben (Zarzuelo et al., 1991).

In einer Veröffentlichung im amerikanischen Journal Infection and Immunity lieferte das Forscherteam von der Universität Konstanz Hinweise für diese Theorie

Einige Jahre später lieferte das Forscherteam von Rauwald et al. in einer Veröffentlichung in der Fachzeitschrift „Phytotherapy Research" neue Untersuchungserkenntnis darüber, dass Hydroxytyrosol, eine phenolische Verbindung in Olivenblättern, sich als Calciumantagonist mit hypotensiver Wirkung erwies (Rauwald et al., 1994).

In Tunesien untersuchten Forscher die Wirkung eines wässrigen Extraktes aus Olivenblättern bei Nagetieren und fanden heraus, dass Blutdruck, Blutzuckerspiegel und Harnsäurewerte durch die Gabe von Olivenblattextrakt gesenkt werden konnten. Dies zeigt, dass Olivenblattextrakt ein großes Potenzial für die Behandlung von Hypertonie, Diabetes mellitus und Herzerkrankungen hat (Department of Pharmacology and Toxicology, Tunis, Tunisia, 1994).

Eine dreimonatige klinische Studie mit 30 an Bluthochdruck erkrankten Probanden zur Wirksamkeit eines wässrigen Olivenblattextraktes hat weitere deutliche Hinweise dafür geliefert, dass Olivenblattextrakt nach 15 Tagen eine signifikant hypotensive ($p<0{,}001$) Wirkung hatte. Während dieses Zeitraumes konnten keine Nebenwirkungen beobachtet werden, wie die Forschungsgruppe von Cherif et al. nachgewiesen hat (Cherif S et al., 1996).

In demselben Jahr (1996) berichtete das internationale Forscherteam - Hansen et al. - in der Zeitschrift „Phytomedicine“ über ihre Forschungsergebnisse in vitro: Oleacein und seine Abspaltprodukte [2-(3,4-diidrossifenil)etil 4-formil-3-(2-oxoetil)-4E-exenoato] aus Olivenblättern - auch zu Secoiridoidglycosid-Gruppe gehörend - sind potentielle ACE-Hemmer und haben damit hypotensive Wirkung (Hansen et al., 1996).

Die Studie in vivo von Khayyal et al. an der Universität Kairo zeigte die hypotensiven Effekte von einem Spezialextrakt aus Olivenblättern (EFLA943) an Ratten, induziert durch L-NAME (NG-nitro-L-arginine Methylester) Hypertonie. Dosisabhängig konnte der Extrakt eine Blutdrucksenkung erreichen. Die besten Senkungseffekte wurden erzielt mit der Höchstdosis von 100mg/kg. Diese erreichte eine Normalisierung des künstlich verursachten Bluthochdrucks, d.h., eine vollständige Unterdrückung der durch L-NAME induzierten Blutdrucksteigerung der Ratten (Khayyal et al., 2002).

Die ersten Forscher nahmen zunächst an, dass Oleuropein der wirksamste Bestandteil in Olivenblättern sei. Nachdem 25 Jahre lang das Oleuropein im Mittelpunkt stand, meldet nun das Staatliche Institut für Lebensmittelforschung in Japan Zweifel an. Nach seinen Ergebnissen ist 2-(3,4-Dihydroxyphenyl)-ethanol (DHPE) für die Wirkungen auf das kardiovaskuläre System verantwortlich.

Ein methanolischer Extrakt aus dem Fruchtfleisch der Olive erwies sich als effektiv. Auf der Suche nach dem wirksamen Prinzip isolierte man Oleuropein und DHPE. Während beide Stoffe im zellfreien Medium die Lipoxygenasen gleichermaßen inhibierten, war in Gegenwart von Zellen nur noch DHPE wirksam, weil Oleuropein nicht in die Zellen eindringen kann.

DHPE entsteht durch Hydrolyse aus Oleuropein (EU.L.E.N-SPIEGEL Nr. 7/96).

Das im Februar 2004 in der Fachzeitschrift „Phytomedicine" veröffentlichte Forschungsergebnis von Somova LI et al von der Universität Durban-Westville/Südafrika zeigt, dass vier isolierte Tritrepenoid-Derivate namens Oleanolsäure (OA), Ursolsäure (UA) und Uvaol (UV) aus Olivenblättern vom wilden Olivenbaum (Olea europaea, subsp. africana) und die Substanz Methyl Maslinate (MM) aus den Olivenblättern vom kultivierten Olivenbaum (Olea europaea L.) bei der Untersuchung herzstärkende, antiarrhythmische Wirkung hatten. Dosisabhängig zeigten die Derivate (im Wesentlichen OA und MM) signifikant vasodepressorische Effekte und Sinusbradykardie, indem sie wie beta-adrenergische Antagonisten ("beta-Blocker") wirkten, somit die Wirkung von Adrenalin und Isoprenalin blockierten. Positiv inotrope und dromotrope Effekte wurden vor allem bei OA und MM beobachtet. Bei der durch Gaben von $CaCl_2$ und Adrenalin induzierten Arrthythmien und Ischämie-Reperfusion-Arrthythmien wiesen beide Substanzen OA und UA bei einer Dosis von 40mg/kg signifikant antiarrhythmische Aktivität auf. Diese Wirkung ist vergleichbar mit der Wirkung des Wirkstoffes Propranolol. Aufgrund der vasodepressorischen, herzstärkenden und antiarrhythmische Wirkungen dieser Komponenten aus den Olivenblättern beider Arten von Olivenbaum stellen die Substanzen OA, UV und MM bzw. Olivenblattextrakt, in isolierter Form oder in Extraktform inkl. aller Inhaltsstoffe, eine zusätzliche preiswerte Therapiemöglichkeit zu den konventionellen Therapien bei Hypertonie dar, auch bei Stenokardie und Herzinsuffizienz (Somova et al., 2004).

Während lange Zeit die hypotensive Wirkung allein dem Oleuropein zugeschrieben wurde, zeigen die neueren Forschungserkenntnisse, dass diese Wirkung durch mehrere Substanzen mit verschiedenen Wirkmechanismen gewährleistet wird.

Antioxidative, antiatherogene, fettstoffwechselregulierende Wirkung

Oxidativer Stress (Belastung von überschüssigen freien Radikalen) und oxidative Veränderung der LDL-Cholesterine (LDL-Oxidation) spielen vermutlich eine zentrale Rolle bei der Entstehung verschiedener Erkrankungen wie etwa der koronaren Herzkrankheit (KHK). In den letzten Jahren sprechen immer mehr wissenschaftliche Erkenntnisse dafür, dass Antioxidantien gegen oxidativen Stress und LDL-Oxidation schützen können.

Lange Zeit wurde sekundären Pflanzenstoffen (Phytamine) keine große Aufmerksamkeit geschenkt. Inzwischen gibt es jedoch zahlreiche Studien, die zeigen, dass Phytamine durchaus verschiedene positive Wirkungen bzw. Schutzmechanismen nicht nur auf den pflanzlichen Organismus, sondern auch auf den menschlichen Organismus ausüben.

Phenolische Verbindungen gehören zu den Phytaminen und gelten häufig als wirkungsvolle Antioxidantien. Die Bildung von freien Radikalen ist ein normaler, natürlicher Prozess im Stoffwechsel aerober Zellen. Der Verbrauch von Sauerstoff geht unweigerlich einher mit der Formation von freien Sauerstoffradikalen. Die Radikalen (Superoxide, Hydrolxyl und lipoide Peroxide) können mit biologischen Systemen in einer eindeutig zytotoxischen Weise interagieren. Flavonoide, Phenole und Oleuropeoside haben wichtige antioxidative Wirkungen auf diese Radikale. Solche sind hauptsächlich auf die Redoxeigenschaften ihrer phenolischen Hydroxylgruppen und die strukturellen Verbindungen zwischen den diversen Teilen ihres chemischen Aufbaus und ihrer Strukturen zurückzuführen (Bors et al., 1990a; Bors et al., 1990b; Visioli et al., 1998b).

Für die antioxidativen Eigenschaften dieser Oleuropeoside und anderer Phenole im Olivenblattextrakt ist in erster Linie die o-dihydroxy-(Catechol)-Struktur verantwortlich. Oleuropein und andere Phenole wie Vanillinsäure, Kaffesäure sowie Flavonoide wie Luteolin-7-glucosid, Apigenin-7-glucosid, Rutin und Catechin besitzen ebenfalls ein hohes antioxidatives Potential (Benavente-García et al., 2000).

Le Tutour und Guedon untersuchten 1992 die antioxidative Eigenschaft der Extrakte aus Olivenblättern und stellten fest, dass Phenole wie Oleuropein und Hydroxytyrosol (HT) sowie Flavonoide stärkere antioxidative Wirkung als die Antioxidationsmittel wie Vitamin E und Vitamin C sowie BHT (Butylated Hydroxy Toluene) hatten.

Die von Visioli et al. durchgeführten Studien in vitro und in vivo zu der antioxidativen Eigenschaft von Oleuropein beziehungsweise seinen Derivaten zeigten folgende Ergebnisse:

- In vitro hemmten Hydroxytyrosol und Oleuropein signifikant die durch Kupfersulfat induzierte Oxidation der LDL und, was noch viel wichtiger ist, beide Phenole erhielten den Gehalt an Vitamin E in den LDL.
  (Visioli et al., 1994 u. 1998a)

- In vivo aktivierten beide Phenole die Bildung von Stickstoffmonoxid (NO) in Markophagen und bremsten die Eicosanoidbildung in aktivierten Leukozyten.
  (Visioli et al., 1998)

Ähnliche Erkenntnisse erbrachten die Untersuchungen von Manna et al.: Anstelle eines totalen Vitamin-E-Verlustes blieben 80 Prozent des anfänglichen Vitamin-E-Gehaltes in den LDL dank Hydroxytyrosol intakt.

Eindrucksvoll ist auch der Hemmeffekt von Hydroxytyrosol auf oxidativen Stress im Caco-2-Zellmodell: der durch Xanthinoxidase induzierte oxidative Stress wird völlig unterbunden (Manna et al., 1997)

Der Feststellung von Deiana et al. nach hemmte Hydroxytyrosol DNA-Defekte durch Peroxynitrite (Deiana et al., 1999).

Beobachtungen in Bezug auf die LDL-Oxidationsanfälligkeit zeigten, dass 3,4-Hydroxyphenylethanol (DHPE) LDL vor Oxidation effektiv und wirksam schützte (Masella et al., 1999). Außerdem wurde nachgewiesen, dass DHPE dem zytotoxischen Effekt von reaktiven Sauerstoffmetaboliten an Zellen entgegenwirkt und damit Zellschäden verhindert (Manna et al., 1997).

Owen et al. haben das antioxidative Potenzial verschiedener phenolischer Verbindungen bewertet, darunter sind Hydroxytyrosol, Tyrosol, Kaffeesäure, Vanillinsäure und Oleuropein. Darüber hinaus zeigten sie auch eine ausgeprägte supressive Wirkung auf die Aktivität der Xanthinoxidase (Owen und Giacosa et al., 2000).

Hypoglykämische Wirkung und Schutzfunktion gegen die Folgenschäden bei Diabetes mellitus

Diabetes mellitus (Zuckerkrankheit) stellt eine folgenschwere Stoffwechselentgleisung dar. Eine Mediterrane Forschungsgruppe aus dem spanischen Granada entdeckte, dass Oleuropein in einer Konzentration von 16mg/kg Körpergewicht blutzuckersenkend wirkt. Eine an normoglykämische Ratten verabreichte Abkochung aus frischen Olivenblättern senkte den Serumglucose-Spiegel in Abhängigkeit der saisonalen Oleuropeinkonzentration der Blätter, in geringerem Mass auch Oleuropein. Bei Ratten mit alloxaninduziertem Diabetes vermochte Oleuropein die Serumglucose zu reduzieren. Als mögliche Wirkmechanismen wurden die Verstärkung der glucosebedingten Insulinfreisetzung sowie eine gesteigerte periphere Glucoseaufnahme diskutiert (Gonzalez et al., 1972).

Auch Onderoglu et al. untersuchten einen Aufguss aus Olivenblättern in vivo und wiesen dadurch eine signifikante Reduzierung der durch Streptozotocin induzierten Gefäßschädigungen an Ratten im Langzeitversuch nach. Daraus resultiert, dass die Zubereitungen von Olivenblättern vor gefäßbedingten Spätschäden bei Diabetes mellitus schützen (Onderoglu et al., 1995). In Israel wurde eine klinische Beobachtungsstudie „The Effect of Treatment with Olive Leaves on

Diabetes Type II Patients“ durchgeführt. 85 Patienten mit Diabetes Type II wurden in zwei Gruppen eingeteilt: 43 Patienten wurden mit Olivenblattextrakt und 42 Patienten mit Placebo-Kapseln behandelt. Die kontrollierte Studie war randomisiert, doppelblind und dauerte 14 Wochen. Ergebnisse: Der Durchschnitt vom HbA1c-Wert (Hämoglobin/ Carbohydrates Complex) in der Therapie-Gruppe war von 8,9% auf 8,0% gesunken, während in der Placebo-Gruppe der HbA1c-Wert durchschnittlich von 9,2% auf 8,8% gesunken war. Die Therapie-Gruppe zeigte eine statistisch signifikante Senkung des HbA1c-Wertes im Gegensatz zur Placebo-Gruppe. Außerdem ist das durchschnittliche nüchterne Insulin-Niveau in der Therapie-Gruppe von 13,2 auf 11,7 gesunken, während in der Placebo-Gruppe das nüchterne Insulin-Niveau von 11,3 auf 13,2 gestiegen ist. Die Therapie-Gruppe zeigte eine statistisch signifikante Abnahme des Insulin-Niveaus im Gegensatz zur Placebo-Gruppe ($p< 0,05$). Diese Resultate machen deutlich, dass die Therapie mit Olivenblattextrakt bei Diabetes Type II zur Verbesserung des HbA1c-Wertes sowie des nüchternen Insulin-Niveaus führt.

(http://www.herbamed.co.il/olife1.html)

Antikarzinogene Wirkung

In experimentellen Studien wurden den Inhaltsstoffen vom Olivenbaum (Blätter, Oliven bzw. Olivenöl) antikanzerogene, antimutagene und tumorhemmende Wirkungen zugeschrieben. Allerdings ist die Kenntnis über die genaue Wirkweise dieser Stoffe bis heute rudimentär. Das wird sich wahrscheinlich durch weitere Forschungen in den nächsten Jahren ändern.

Phenolderivate und Phenolsäuren wirken im Experiment antikarzinogen. Ihr antikarzinogener Mechanismus umfasst die Hemmung der Phase-I-Enzyme wie Cytochrom P 450 (CYP 450) und die Aktivierung von Phase-II-Enzymen wie Glutathion-S-Transferase (GST). Die Substanzen fördern aber auch Konjugationsreaktionen und vermindern die metabolische Aktivierung. Kaffee- und Ferulasäure wirken sowohl als Inhibitoren, indem sie die Karzinogenbildung aus Vorläufern vermeiden, als auch indem sie Karzinogenreaktionen mit kritischen zellulären Makromolekülen blockieren (Stich et la., 1984).

In den meisten Tierversuchen wurde die Wirkung von lokal oder systemisch appliziertem Squalen, einem Triterpenkohlenwasserstoff aus den Olivenblättern, auf künstlich erzeugte Karzinome von Haut, Dickdarm und Lunge bei Mäusen untersucht. Und die Ergebnisse zeigen eindeutig, dass Squalen deutlich antikarzinogene Wirkung hat. Darüber hinaus zeigt der Extrakt eine ausgeprägte suppressive Wirkung auf die Aktivität der Xinthinoxidase. Hierbei handelt es sich um ein Enzym, das an der Krebsentstehung beteiligt ist. Für Inhibitoren der Xanthinoxidase ist eine chemopräventive Wirkung auf Krebszellen nachgewiesen (Owen und Giacosa et al., 2000).

Wie neuere Studien belegen, hemmt Kaffeesäurephenethylester effektiv die Aktivierung des Transkriptionsfaktors NF-kB, der an vorstehenden Effekten überwiegend als Tumorpromotor beteiligt ist. Der Effekt auf NF-kB ist spezifisch und wie bei Curcumin anscheinend ausschließlich den Radikalfänger-Effekten des Esters zuzuordnen. Am erstaunlichsten dabei ist, dass eine so einfache Struktur so breite und tief greifende Wirkungen hat (Natarajan et al., 1996).

Sicherheitsstudien und Toxikologie

An Tieren wurden verschiedene Studien in vivo hinsichtlich der Toxizität und Sicherheit der chemischen Komponenten von Olivenblättern (Olea europaea L.) durchgeführt.

Elliott et al. untersuchten die Toxizität von Calciumelenolat und konnten dabei keine toxischen Wirkungen feststellen: Die LD50 (Letale Dosis) für Mäuse betrug 120mg/kg i.p. und 160mg/kg i.p. bzw. 1,700mg/kg oral für Ratten. Außerdem stellten die Forscher bei einer weiteren subakuten Studie des Calciumelenolates fest, dass von Ratten die tägliche orale Gabe von jeweils 10 mg/kg, 30mg/kg und 100mg/kg für einen Monat lang gut toleriert wurde. Erst bei der höchsten oralen Dosis von 300mg/kg wurde bei 40% der untersuchten Ratten eine gelbliche Färbung im Bereich der nicht-glandulären Magenschleimhaut des proximalen Teils festgestellt. Gleichzeitig wurde einen Monat lang Spürhunden im Alter von sieben Monaten jeweils eine tägliche orale Gabe von 0mg/kg, 3mg/kg, 10mg/kg oder 30mg/kg des Calciumelenolates verabreicht. Dies wurde von fast allen untersuchten Spürhunden selbst bei der höchsten Dosis toleriert, bei drei von den vier Hunden, die die höchste Dosis (30mg/kg) bekommen hatten, zeigte sich eine leichte Magenreizung mit sporadischem Erbrechen. Eine Gewebeanalyse ergab eine geringe Magenerosion (Elliott et al., 1969).

Petkov und Manolov verabreichten Mäusen Oleuropein i.p. in der Dosis von 100mg/kg bis zu 1,000mg/kg (in 1,5% und 10% Lösung) und dies verursachte während eines Beobachtungszeitraumes von sieben Tagen keinerlei toxische Reaktionen und es sind auch keine Versuchsmäuse nach der Untersuchungsperiode daran gestorben (Petkov et al., 1972).

Schlussfolgerung

Für die medizinische Verwendung von Olivenblättern existiert seit Jahrtausenden umfangreiches Erfahrungsmaterial. Erkenntnisse aus der Erfahrungsheilkunde und Volksmedizin werden durch mehrere experimentelle Studien in vitro und in vivo gestützt, die seit den sechziger Jahren kontinuierlich durchgeführt worden sind. Obwohl einzelnen Inhaltsstoffen der Olivenblattextrakte pharmakologische Wirkungen zugeschrieben werden können, liegen zu den genauen Wirkmechanismen der angenommenen Wirkstoffe bisher nur unzureichende klinische Studien vor. Da diese jedoch in der modernen Medizin als Maßstab gelten, sollten derzeit keine verbindlichen Aussagen bezüglich einer Wirkung gemacht werden.

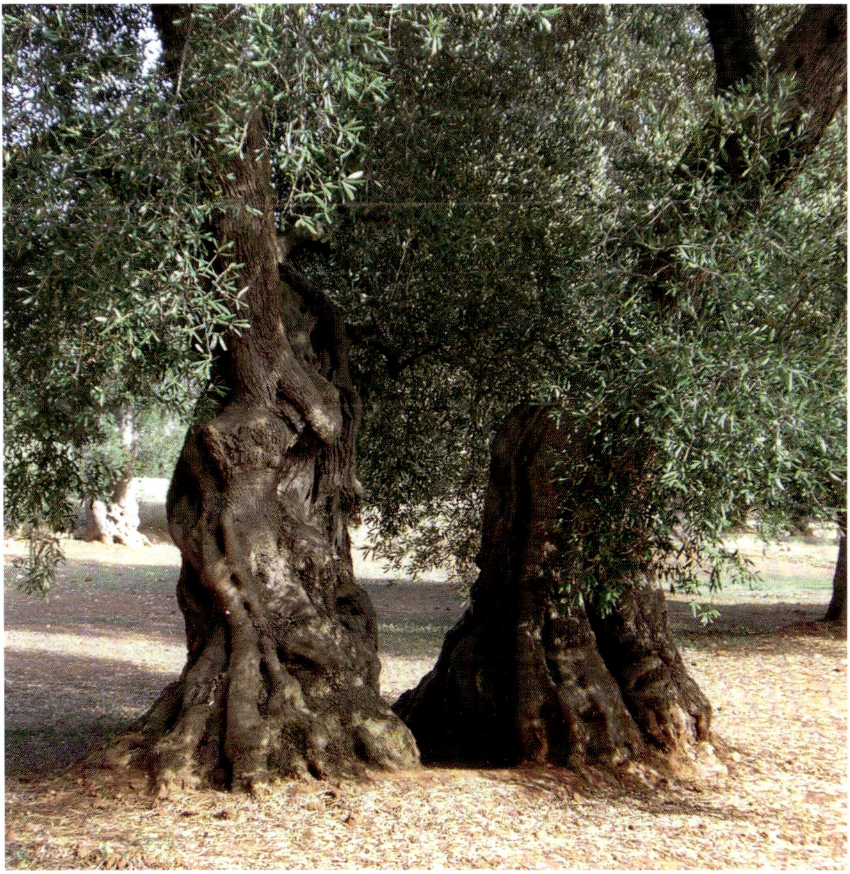

Anwendungserfahrungen mit dem Olivenblattextrakt flüssig und der Olivenblattextrakt-Creme

(Firma SinoPlaSan)

Ich bedanke mich noch einmal ganz herzlich bei Therapeuten und Anwendern, die mir die Unterlagen für dieses Buch zur Verfügung gestellt haben. Die (zusammengefassten) Erfahrungsberichte wurden so getreu wie möglich übernommen, damit ihre Individualität erhalten bleibt.

Humanmedizin:

An den Anfang stelle ich Zitate aus vier Berichten von Betroffenen.

Bericht 1:

Frau R. ist 67 Jahre alt und schilderte ihren Leidensweg
und Erfahrungen mit der Anwendung von OBE:
„Hätte ich das nur früher gewusst! - vom Segen des Olivenblattextraktes"

Seit 50 Jahren hatte ich Verdauungsprobleme. Verstopfung und Durchfall im Wechsel, Blähungen und Völlegefühl sowie Bauchschmerzen begleiteten mich. Mit 27 Jahren erlitt ich eine feuchte Rippenfellentzündung und wurde stationär u.a. mit Antibiotika behandelt. Jährlich von Sept. bis April hatte ich Bronchien-, Lungen- und Darmbeschwerden. Fast ständig bekam ich grippale Infekte, was schnell zu Bronchitis mit Hustenanfällen, gelb-grünem, zähem Auswurf und beginnenden Lungenentzündungen mit Fieber führte. Diesbezüglich wurden bei mir immer wieder Antibiotika-Behandlungen durchgeführt. Ich fühlte mich danach immer schwächer. Ständig war ich müde und erschöpft. Im Laufe der Jahre konnte ich immer weniger Lebensmittel vertragen. Schweinefleisch, Weißmehl und Zucker sowie Süßigkeiten aller Art waren tabu für mich. Mir wurde das Antipilzmittel „Nystantin" verschrieben und ich habe es eine Zeitlang eingenommen. Ich bekam wegen meines geschwächten Zustandes Vitamin B-Komplex und Mineralien per Injektion bzw. per Infusion, und was sonst noch alles gut tat, um den Körper mit Nährstoffen zu versorgen. Ich achte auf meine Ernährung. Meine Kost war naturbelassen, am besten bekam mir Trennkost. Ich aß kein Schweinefleisch und keine Weißmehl-Zucker-Verbindungen, ich trank Ingwer-Tee, Knoblauch-Tee und nahm auch Multiplasan 33 und 17 ein. So kam ich recht und schlecht über die Runden. Acidophylus-Lacto-bifidus half ebenso. Trotzdem stimmte alles nicht. Ich fühlte mich überfordert.

Seit 25 Jahren führe ich wegen meiner Darmbeschwerden jährlich im Vorfrühling eine Darmreinigungskur durch. Das hat mir einigermaßen gut getan. Ich habe auch verschiedene pulverisierte Kräutermischungen eingenommen und sie halfen eine Weile, aber nicht nachhaltig. Endlich fand ich einen kompetenten Heilpraktiker, der mir außerdem dringlich Olivenblattextrakt empfahl. Drei Monate lang nahm ich Olivenblattextrakt ein, 3x täglich 1 Teelöffel eine halbe Stunde vor der Mahlzeit. Im Januar 2004 habe ich die Dosis erhöht: 3x täglich 1 Esslöffel und abends nahm ich gern 1 bis 2 Esslöffel extra vor dem Schlafengehen. Außerdem begann ich zu „zappen“ (Zapper: Frequenztherapie nach Dr. Hulda Clark).

Zwei Tage später hatte ich den entscheidenden Erfolg! Ich traute meinen Augen nicht: Viele tote Würmer kamen bei der Stuhlentleerung tot zu Tage. Es war ein großer Schreck für mich. Innerhalb des letzten halben Jahres kamen täglich vier diverse Wurmarten. Allmählich war ich geübt, den Irrigator zu benutzen, der sehr hilfreich dabei ist. Wahrscheinlich war ich Wirt dieser Viecher schon seit mindestens 50 Jahren. Man fragt, wie es käme, dass ich viel lebendiger aussehe, nicht mehr so wie unter einer „Glocke“. Und so fühle ich mich natürlich auch.

Täglich nehme ich weiterhin 1 bis 2 Esslöffel Olivenblattextrakt ein -rein prophylaktisch. Damit fühle ich mich von Tag zu Tag leistungsfähiger. Ich bin von jeglichen Beschwerden, die ich seit 50 Jahren kenne, befreit. In diesem Herbst und Winter habe ich zum ersten Mal keine grippalen Infekte bekommen. Ich gab dieses positive Erlebnis von mir weiter und empfahl zwei weiteren Betroffenen Olivenblattextrakt, die auch davon begeistert sind und ihn fleißig einnehmen. Nicht nur Erkrankte, sondern auch Heilpraktiker gehören zu meinem Empfehlungskreis. Sie sind mittlerweile von der Wirkung des Extraktes überzeugt und setzen ihn immer wieder ein. Auch die Dosis ist bei der Einnahme bzw. für die Wirkung entscheidend. Das habe ich meinem behandelnden Heilpraktiker auch mitgeteilt. Er erhöht die Dosis bei Bedarf und ist ebenso von den Ergebnissen bei Patienten begeistert.

Ich darf annehmen, dass ein Zeckenbiss, den ich vor 4 Wochen bekommen hattte, auch günstig durch die Einnahme von Olivenblattextrakt beeinflusst wurde.

Kann jemand ermessen, wie dankbar und glücklich ich bin?

Bericht 2:

Frau N. ist 77 Jahre alt und hat nach der Anwendung von Olivenblattextrakt folgendes berichtet:

Ein Wohnungsbrand 1981 mit schwerer Rauchvergiftung war der Anfang all meiner Erkrankungen. Es gab zunehmend Hautprobleme, Atmungsbeschwerden. 1997 bekam ich meinen ersten Herzinfarkt und einen Stent gesetzt. Später kamen noch zwei weitere Herzinfarkte hinzu und die Herzleistung blieb nur noch schwach. Ich erlitt Herzrhythmusstörungen, Herzasthma und hatte zeitweilig einen Doppelpuls. Ich litt auch noch an unruhigen Beinen, Abgeschlagenheit, Konzentrationsschwäche, Gedächtnisstörungen. Die Auflistung meiner Symptome ist unendlich lang: Muskel- und Gelenkschmerzen im Ganzkörper, Übersäuerungen, Darmentzündung, Allergien jeder Art. Inzwischen konnte ich nicht mehr stationär und ambulant behandelt werden, weil mich die kleinsten Mengen von Chemie, Desinfektionen und Düften, die die Schwestern, die Patienten und auch Ärzte in die Räume bringen, „umbringen" würden. Ich bekam dadurch Atemnot. Ich durfte ohne Gesichtsmaske die Wohnungstür gar nicht mehr öffnen, litt unter Hautallergien mit unerträglichem Juckreiz, es wurde gekratzt, bis es blutete, und ich hatte immer wieder Angstattacken...

Erst nach jahrelangen Arzt-Odysseen wurden meine vielfältigen chronischen Beschwerden als MCS (Multiple Chemikalien Sensibilität) erkannt, begleitet von CFS (chronisches Erschöpfungssyndrom) und FMS (Fibromyalgie-Syndrom). Ich war immer ein lebensfreudiger, unkomplizierter und positiv denkender Mensch, seit ich die Beschwerden hatte, war ich ein anderer Mensch geworden. Noch mehr als unter dem Vorwurf, sich seine Beschwerden einzubilden, leidet man als Betroffene unter vorschnellen Psychologisierungen. Zu groß ist der Verdruss über Unverständnis und Spott derer, die nicht betroffen sind. Ich nehme seit langem verschiedene Medikamente und Nahrungsergänzungsmittel ein: Cabaseril, Valoron, Zincum metallicum, Spirulina, Green Kamut, OPC, Omega-3 Fettsäure, Vitamin E und Schwedenbitter etc., aber keinerlei Herzmittel.

Nachdem mir eine Bekannte von Olivenblattextrakt im letzten Jahr erzählt hatte, wagte ich einen Behandlungsversuch. Ich habe im August 2003 mit der Einnahme von Olivenblattextrakt begonnen, 3x mehrere Esslöffel täglich, bei akutem Schub sogar 1x Flasche (100ml) pro Tag. Nach dem ersten Tag besserten sich bereits meine Asthmabeschwerden: Ich konnte wieder durchatmen und ich fühlte mich energievoller. Gleichzeitig mit dem positiven Ergebnis erlebte ich auch die vorübergehende Verschlechterung anderer Beschwerden: Alle Schmerzen, die ich je hatte, haben sich nach einigen Tagen mit Heftigkeit verabschiedet und es gab anfangs Durchfälle und Übelkeit. Danach ging es mir von Tag zu Tag besser. Die bis dahin unüberwindlichen Beschwerden (es waren nicht wenige) gehen langsam zurück: Zum Teil sind sie ganz verschwunden, zum Teil besser und zum Teil noch unverändert. Im Laufe der Einnahme fühlte ich mich energievoller und belastbarer, die Ekzeme an den Füßen (waren zum Teil rohes Fleisch) heilten ganz, die Schmerzen durch Fibromyalgie sind weitgehend zurückgegangen, die Kopfschmerzen haben sich gebessert. Jede Form von Asthma ist weg. Der Puls normalisierte sich, die Herzrhythmusstörungen sind lokal beseitigt und ich kann wieder auf der linken Seite schlafen, was nach den Infarkten nicht mehr möglich war. Der Blutdruck ist verhältnismäßig sehr gut. Ödeme sind kaum noch da. Unverändert sind die Darmerkrankungen und unruhige Beine. Fünf Monate nach der Einnahme von Olivenblattextrakt erhalte ich ein großes Stück Lebensqualität zurück. Ich werde OBE immer einnehmen, je nach Bedarf unterschiedliche Einnahmemenge. Ich bin sehr dankbar, dass Olivenblattextrakt mich gefunden hat.

Bericht 3:

Herr L. ist 56 Jahre alt und berichtete folgendes:

Mein Leidensweg ist endlos. Begonnen hat alles im Jahr 1998 mit einem Taubheitsgefühl in Armen und Beinen, einschießenden Schmerzattacken, Lähmungserscheinungen, Gefühllosigkeit der Extremitäten, Muskelsteifigkeit und Unbeweglichkeit, bis hin zu im Rollstuhl sitzend. Außerdem: Wortfindungsstörung, Konzentrationsschwäche, Vergesslichkeit, Schlafstörungen, Nackensteifigkeit, Kurzatmigkeit, Gesichtsfeldstörungen, kurz gesagt: keine Lebensqualität mehr. Es wurde zuerst als Ataxie (Muskellähmung) behandelt, anschließend als Polyneuropathie bei Diabetes, dann Verdacht auf Vitamin B12-Mangel. Alle Behandlungsversuche blieben erfolglos, mein Gesamtzustand verschlechterte sich weiter.

Nach mehreren klinischen Aufenthalten u.a. an der Uniklinik Freiburg und dem Städtischem Klinikum Pforzheim wurde mir „Lyme-Borreliose" und „Neuroborreliose" mit Augenbeteiligung durch einen Neurologen aus Konstanz im Jahr 2002 per Ausschlussverfahren diagnostiziert. Im Nachhinein konnte ich mich an einen Zeckenbiss erinnern, der viele Jahre zurücklag. Antibiotische Behandlungen aller Art folgten, wurden wegen Unverträglichkeit und Antibiotika-Resistenzen immer wieder abgebrochen, mein Zuckerwert ging nach oben (ich bin Diabetiker), Blutsenkung war sehr hoch, ich bekam eine Allergie.

Ich suchte nach Alternativen und bin durch ein Infobuch über Borreliose auf einen Heilpraktiker und somit auf den Olivenblattextrakt gekommen. Ich habe am 25. April 2004 mit der Einnahme von Olivenblattextrakt angefangen, zucker- und alkoholfrei, – das ist sehr wichtig für mich als Diabetiker. Täglich 5 Teelöffel, 1 Teelöffel vor dem Frühstück; jeweils 1 Teelöffel vor und dem Mittagsessen; und jeweils 1 Teelöffel vor und nach dem Abendessen. Als Begleitmaßnahme: „Derivatio H" (1 Tab. am Tag) zum Entgiften und 3 Liter Wassertrinken zum Ausleiten. Da Olivenblattextrakt ein natürliches Antibiotikum ist, habe ich auch die Herxheimer-Reaktionen, die ich bei der Antibiotika-Behandlung aus der Schulmedizin kannte, erlebt: Am Anfang waren die Muskeln noch steifer und zeitweise konnte ich gar nicht mehr laufen. Dann hatte ich für ca. 3 Wochen OBE abgesetzt und nur die Entgiftungsmaßnahmen verstärkt durchgeführt. Danach habe ich langsam wieder mit der Einnahme von OBE angefangen.

Aber bereits ab der 2. Flasche (100ml) von Olivenblattextrakt trat die erste deutliche Besserung ein. Mein Allgemeinbefinden besserte sich, die Muskeln entspannten sich, Wortfindungsstörung blieb aus, Kurzatmigkeit und Schlafstörungen wurden besser, Taubheitsgefühl ging zurück. Ich kann nach Jahren wieder auf eigenen Beinen lange stehen und laufen, zwar mit Gehhilfen, aber längere Strecke von ca. 3000 Meter (früher höchstens 500 Meter mit starken Schmerzen und Steifigkeiten). Treppen steigen ist für mich wieder möglich. Diese positiven Veränderungen sind enorm für mich. Ich sehe wieder Hoffnung für mein eingeschränktes Leben. Die neue Laboruntersuchung vom 11. Juni 2004 zeigt sogar erstaunliche Werte: Borrelien-AK IgM von 6,0 U/ml vom 02. Feb. 2004 auf 3,1 U/ml zurückgegangen, der Borrelien-AK IgG ist bei <3 unverändert geblieben. Das ist doch ein wahrer Beweis. Noch eine zusätzliche positive Überraschung: mein Zuckerwert ist auch während der Einnahme von Olivenblattextrakt gesunken, von 160-170mg/dl auf 110-120mg/dl und das blutzuckersenkende Medikament „Glucobay 50 mg" konnte dementsprechend von 3x 50mg auf 1x 50mg täglich reduziert werden.

Wegen Verdacht auf akuten Schlaganfall habe ich auf Anweisung meines behandelnden Arztes aus „Sicherheitsgründen" OBE kurzzeitig abgesetzt (da Schulmediziner dieses Mittel kaum kennen) und bekomme wieder hoch dosiert

Cortison. Jetzt habe ich mit der Einnahme von OBE wieder angefangen und Cortison nehme ich auch gleichzeitig in geringerer Dosis ein.

Bericht 4

Frau F. ist 82 Jahre alt und selbst Heilpraktikerin.
Sie hat mit Olivenblattextrakt am eigenen Leib folgende Erfahrungen gemacht:

Ich leide seit 5 Jahren an einer altersbedingten trockenen Makuladegeneration – ein fortschreitendes Augenleiden. Die Mitte des Gesichtsfeldes ist wie mit einer „grauen Scheibe" abgedeckt, gerade Linien erscheinen krumm, die Buchstaben fallen zusammen, die Lesefähigkeit wird eingebüßt. Es gibt keine Behandlungsmöglichkeiten gegen die trockene Form dieser Augenkrankheit. Man muss sich abfinden. Aufgrund dieser Augenkrankheit musste ich vor 2 Jahren meine Naturheilpraxis schließen, mein Auto und das Fahrrad verkaufen. Lesen und Schreiben ist nur noch unter dem Lesegerät möglich. Ich bin körperlich und geistig sehr beweglich, aber jetzt in meinen Lebensgewohnheiten sehr eingeschränkt.

Da bei der Behandlung dieser Augenkrankheit die moderne Medizin an Grenzen stößt, habe ich verschiedene alternativen Behandlungen wie zum Beispiel Akupunktur, Phytotherapie, Oxyvenierung (intravenöse Sauerstofftherapie), „optischer" Laser, Lutein- und Zinktabletten unternommen, leider ohne merklichen Erfolg. Ich habe auch Schulterschmerz li. und Ischialgie, die konstant schmerzhaft sind. Die übliche Medikation in der Schulmedizin wie Rheuma-, Schmerzmittel, Antibiotika musste ich wegen Unverträglichkeit absetzen. Ich reagiere zu empfindlich und hatte bereits vier Medikamentenvergiftungen. Vor zwei Jahren ließ ein starkes ärztliches verordnetes Schmerzmittel meine Augen regelrecht „abstürzen". Eines Tages las ich in einem Fachjournal ausführliche Berichte über Olivenblattextrakt. Ein Mittel für meine Schulterschmerzen? Ich habe mir den Olivenblattextrakt besorgt und nahm zuerst 2x1 Teelöffel täglich ein. Nach etwa drei Wochen (Ende Februar 2004) bemerkte ich überrascht einen „Nebeneffekt": Ich konnte besser sehen!

Ab Ende März habe ich die Dosis von Olivenblattextrakt auf 3x 1 Teelöffel täglich erhöht. Die Sehkraft wurde immer besser:

- Ich kann mein Gesicht im Spiegel wieder sehen
- Ich kann alle meine Falten sehen!

- Ich kann Münzen in meiner Hand ohne Sehhilfe erkennen!
- Ich kann meine Lupen, die längst zu schwach für mich waren, beim Einkaufen, an der Küchenwaage oder beim Ablesen vom Display an meinem Fax wieder benutzen!

Vor kurzem ergab eine Kontrolluntersuchung (Gesichtsfeldmessung) beim Augenarzt eine objektive Verbesserung der Sehkraft:

- re. Auge von 14% (März 2004) auf 20% (Sept. 2004)
- li. Auge (hat nur noch eine Sehkraft von 5%) geringfügig besser

Bis zu diesem Zeitpunkt hatten sich die Schulter- und Ischiasschmerzen noch nicht verbessert. Deshalb habe ich noch einmal die Tagesdosis erhöht auf 3x 1 Esslöffel. Mit dieser erhöhten Dosis setzten darüber hinaus weitere Besserungs- und Heilprozesse ein:

- Schulterschmerz li. und Ischialgie: stark gebessert
- latente Hypoglykämie (Unterzuckerung): ganz weg
- starkes Schwitzen („wie gebadet" bei jeder Bewegung): kein Befund mehr
- Naevus (Muttermal) von ca. 5-6mm, mit borkiger Oberfläche: kleiner und Oberfläche glatt geworden

Olivenblattextrakt nehme ich noch weiter ein. Mit diesem Brief und meinem Beispiel möchte ich allen an Makuladegeneration Leidenden, die um ihr Augenlicht bangen, Mut machen. Die Heilpflanzen aus der Natur bieten uns eine Vielzahl von Möglichkeiten zur Regeneration und Behandlung von verschiedenen Funktionsstörungen und Erkrankungen. Man muss sie nur kennen und ausprobieren.

Allergie, Alter: 39, männlich

Beschwerden: Allergie gegen Staub, Schimmelpilz und Tierhaare, Reizhusten, asthmatische Beschwerden (Verdacht auf Asthma bronchiale), abgeschlagen, unbelastbar.

Er ist selbständiger Bauhandwerker, der mit vielen Schadstoffen und viel Baustaub in Berührung kommt. Er nahm sporadisch je nach Stärke der Beschwerden OBE ein. Zusammengerechnet war die Anwendung ca. 4 Monate lang.

Nach 2 Tagen war der Reizhusten bereits nicht mehr vorhanden und er fühlte sich energievoller, stark und gesund, wieder wie früher. Die Anwendung von OBE beträgt mit Abständen insgesamt 4 Monate.

Allergie und Infektanfälligkeit, Alter: 24, weiblich

Als Kleinkind schon allergisch gegen Pollen, Gräser, Hausstaub u. Felltiere, Infektanfälligkeit des oberen Atemweges. In den letzten 2 Jahren laufende Vereiterungen in Hals, Nase, Ohren u. Zähnen, Schwindel, Kreislaufprobleme, Bluthochdruck, Herzrhythmusstörungen. Bei der Routinenuntersuchung 2003 wurde am Gebärmuttermund eine Geschwulst festgestellt. Eine Krebsuntersuchung lehnte sie ab. Sie wurde mit Cortison, Antibiotika, Inhalationen behandelt. Nach kurzer Zeit sind die Vereiterungen wieder da. Beta-Blocker, Kreislauftropfen, Nahrungsergänzungsmittel wie z.B. Spirulina, OPC, Vitamin E und Omega 3 nimmt sie ein.

Angefangen hat sie mit OBE 3 Teelöffel täglich, bei akuten Vereiterungen in Hals und Ohren alle 2 bis 3 Stunden 1 Teelöffel und in einem ganz schlimmen Fall sogar 100ml OBE in 24 Stunden.

Ab dem 8 Tag konnte sie die erste positive Veränderung feststellen. Zuerst verschwand die Allergie gegen Tierhaare und das ist nachweislich. Dann besserte sich der Kreislauf, Vereiterungen im Hals gab es noch einige Male, was Antibiotika nicht mehr schaffte, gingen die Schmerzen der Vereiterungen mit größeren Mengen OBE in einer Nacht vollständig weg. Das Gesamtbefinden hat sich gebessert.

Die ersten 3-4 Tage war starker Durchfall. Die Akne, die lange vergessen war, kam einige Tage wieder und verschwand dann über Nacht.

Allergische Asthma (Heuasthma), Alter: 37, männlich

Beschwerden: Atmungsprobleme, Hustenanfälle, Bronchitis, Aspergillus niger-Belastung. Behandlung mit Bioresonanz

Er nahm OBE zwei Monate lang ein, und zwar täglich 3 Mal 1 Teelöffel. Keine anderen Medikationen wurden parallel durchgeführt. Nach 14 Tagen traten deutliche Verringerung der Luftnot und Hustenanfälle auf.

Allergische Diathese und Asthma bronchiale, Alter: 37, weiblich

Beschwerden: Atembeschwerden

Sie nahm OBE 3 Mal 1 Teelöffel pro Tag ein und nach der 3. Woche bekam sie besser Luft. Sie fühlt sich allgemein besser. „Angenehm zum Einnehmen und prophylaktisch als Immunstärker“ empfand sie.

Allergische Diathese und rez. spastische Bronchitiden, Alter: 38, weiblich

Beschwerden: Allergie gegen Tierhaare seit der Kindheit, immer wiederkehrende spastische Bronchitis, akute Nesselsucht (Urtikaria) mit Blasenbildung im vorderen Thorax und Halsbereich, stark juckend. Bis jetzt wurde mit Calcium und Antihistaminika iv-Infusion und oral sowie mit Fenistil-Salbe behandelt und alles erwies sich leider als erfolglos.

Sie begann mit der Einnahme von OBE 3 mal 2 Teelöffel täglich. Am nächsten Tag spürte sie schon die positive Veränderung: Die Beschwerden besserten sich kontinuierlich. Zusätzlich machte Olivenblattextrakt-Creme die Nesselsucht, vor allem den Juckreiz erträglicher. Sie nimmt OBE noch weiter ein.

Angina tonsillaris, rez., eitrig, Alter: 13, weiblich

Beschwerden: Halsschmerzen, geschwollene Mandeln, Schluckbeschwerden, Grippe

Ihr wurde OBE statt Penicillin bei akuter Tonsillitis verordnet. Sie nahm 2 Mal 1 Teelöffel täglich ein. Nach 3 Tagen waren die Schluckbeschwerden verschwunden und der Schleim löste sich ganz gut. Die Grippe und Mandelentzündung waren nach einer Woche auskuriert.

Für weitere zwei Wochen hat sie OBE zur Stärkung der Abwehr eingenommen.

Angina tonsillaris, rez. Alter: 17, männlich

Beschwerden: öfter Mandelentzündung seit dem 7. Lebensjahr, entzündliche Akne im Gesicht

Er nahm OBE 3 Mal 40 Tropfen innerlich ein, gleichzeitig verdünnte er OBE mit Wasser und rieb mit der Verdünnung die Gesichthaut ein. Zusätzlich bekam er auch Leber-Galle-Tropfen und Nieren-Blasen-Tropfen von Cosmochema.

Ab dem 10. Tag traten die Besserungen auf. Die Gesichthaut war nicht mehr so entzündlich wie vorher, die schlimme Akne war weg, Allgemeines Wohlbefinden wurde besser. Er fühlte sich vitaler. Er hat auch festgestellt, dass der Durchfall, den er immer wieder mal hatte, verschwunden war. Die Anwendung dauerte einen Monat.

Angina tonsillaris (Tonsillitis) und Bronchitis, rez. Alter: 2, weiblich

Beschwerden: immer wiederkehrend Mandelentzündung mit obstruktiver Bronchitis seit 6. Lebensmonat, ständig Halsschmerzen und Schluckbeschwerden, Reizhusten mit nächtlichen Attacken, viele Behandlungen mit Antibiotika und Hustenblocker ohne Erfolg

Das Kind bekam OBE 4 bis 6 Teelöffel täglich vor dem Essen und gleichzeitig wurde ihr mit OBE die Brust eingerieben. Lutschtabletten nahm sie auch zusätzlich ein.

Ab der 3. Woche wurden Verbesserungen festgestellt. Husten und geschwollene Mandel war deutlich zurückgegangen. Bronchitis trat nicht mehr auf. Das Kind nimmt OBE noch weiter ein.

Asthma bronchiale, Allergie, Infektanfälligkeit, Alter: 8, männlich

Mehrmals im Jahr starke Erkältungen mit Atembeschwerden, Allergie gegen Katzen-, Hundehaare, Staub und Milben

Er hat ca. 5 Monate lang OBE eingenommen, 2 Mal täglich 1Teelöffel bzw. bei akuter Erkältung 3 Mal 1 Teelöffel täglich.

Während der Einnahme von OBE hatte er bei der ersten Erkältungswelle in der Schule nur noch Husten aber ohne Atembeschwerden. Er konnte so viel Schleim bei der Erkältung abhusten wie nie zu vor und die Erkältung schnell auskurieren. Danach erlebt er keinen Infekt mehr.

Augenentzündung, eitrig, infektiös, Alter: 7, weiblich

Beschwerden: schmerzhafte und juckende Augen mit verklebten Augenlidern und insgesamt verquollenen Augen

Dem Kind wurde OBE vom Therapeuten verabreicht und sie nahm ausschließlich nur OBE 3 Mal 1 Teelöffel täglich ein und bekam auch zusätzlich Olivenblattextrakt-Creme zum Auftragen.

Breits die erste positive Veränderung trat am nächsten Tag auf. Eiterung, Juckreiz und Lidschwellung waren nach 5tätiger Gesamtanwendung von OBE völlig weg.

Auch hier weist OBE gute Verträglichkeit und keine Überreaktion auf.

Bronchitis mit Reizhusten, Alter: 66 , männlich

Beschwerden: Bronchitis m. Reizhusten, TBC vor 20 Jahren, beginnendes Lungenemphysem, Krebs

Er hat OBE 3 Mal 1 Esslöffel täglich eingenommen.

Ab der 1. Woche trat die erste Besserung auf. Atemgeräusche waren nicht mehr vorhanden und Reizhusten verschwand. Zur Stabilisierung und Stärkung des Immunsystems nimmt er OBE noch weiter, jedoch nur 1 bis 2Teelöffel täglich.

Bronchitis, chronisch, Alter: 45, weiblich

Beschwerden: chronische Bronchitis seit 3 Jahren nach einer Grippe, starke Hustenanfälle Tag und Nacht, öfter Antibiotika-Gabe ohne Erfolg

Sie nahm OBE 3 Mal 1Teelöffel täglich 3 Monate lang ein. Ab ca. der 6. Woche wurden zuerst die nächtlichen Hustenanfälle besser, später besserte sich auch das Husten tagsüber. Nach dreimonatiger Einnahme waren die Beschwerden ganz auskuriert.

Bronchitis und Polyarthritis, chronisch, Alter: 76, weiblich

Beschwerden: Chronische Bronchitis seit 20 Jahren mit unstillbarem Würgehusten; Polyarthritis: Befallen sind Wirbelgelenke, Finger- und Handgelenke, Schultergelenke mit Entzündungen, Dauerschmerzen und Deformierung der Gelenke, Ischialgie, Osteoporose durch 15jährige Cortison-Gabe,

Sie hat vom Therapeuten OBE verordnet bekommen. Sie nahm OBE 2 Mal 1 TL pro Tag über 4 Monaten, wobei die Einnahme eher sporadisch als durchgehend war. Sie wandte gleichzeitig Cortison und Morphinpflaster weiter an.

Nach einem Monat war der Husten deutlich besser. Der starke Husten trat vermindert nur selten auf, und die Gelenkschmerzen und Gelenkentzündungen sowie Rückenschmerzen gingen auch deutlich zurück, während langjährige Cortisongabe, teilweise auch per Infusion, keine nennenswerte Besserung aufweist. Außerdem konnte sie auch feststellen, dass OBE das Immunsystem und die Lebenskraft stärkt und allgemeines Wohlbefinden wieder zurückkehrt. Nach 4-monatiger OBE-Einnahme konnten die Cortison- bzw. Morphinpflaster nach Rücksprache mit dem behandelnden Arzt reduziert bzw. abgesetzt werden.

Bronchitis mit totale Aphonie, Alter: 53, weiblich

Beschwerden: vorübergehende Stimmlosigkeit (totale Aphonie) und Zerschlagenheitsgefühl, Halsschmerzen, Husten

Sie hat von ihrer Heilpraktikerin OBE verschrieben bekommen und begann mit der Einnahme von OBE mit einer Tagesdosis von 3 Mal 1 Esslöffel und zusätzlich noch 3 Mal 1g Vitamin C, und 3 Mal 3 Tbl. homöopathisches Mittel Ferrum phos. D12 sowie Inhalation mit 1%iger Kristallsalzlösung.

Am folgenden Tag waren Halsschmerzen und Zerschlagenheitsgefühl ganz verschwunden. Anschließend setzte ein heftiger Husten mit extrem starkem Auswurf ein. Nach 4 Tagen war der Husten besser, jedoch litt sie weiterhin unter starkem Auswurf von nun zähem Schleim, der erst nach 8 Tagen abklang.

Bronchitis bei Z.n. Apoplex, Alter: 83, weiblich

Beschwerden: Schweres Atmen, starke Hustenanfälle, Absetzen des Antibiotikums wegen allergischer Hautreaktion

Sie nahm seit 10 Tage OBE mit einer Dosis von 3 Mal 1 Teelöffel täglich ein.

Ab dem 3. Tag waren alle Beschwerden in Bezug auf die Bronchitis besser, und sie hatte wieder freie Bronchien. Der durch Antibiotika verursachte Hautausschlag verschwand. Am Ende der Anwendung von OBE verschwanden alle Symptome.

Anregung von der Heilpraktikerin:

„OBE ist öfter als pflanzliches Antibiotikum einzusetzen".

Bronchitis seit 2 J., Alter: 64, männlich

Beschwerden: Reichlich zähe Schleimbildung, immer räuspern, Antibiotika-Gabe und homöopathische Präparate sowie Eigenblutbehandlung wurden abgeschlossen.

Er nahm OBE 3 Mal täglich 1 Teelöffel und bekam gleichzeitig vom Heilpraktiker 1 Mal in der Woche Eigenblutbehandlung mit Engystol, Gripp-Heel und Drosera. Zusätzlich nahm er auch Metavirulent 3 Mal 30 Tropfen täglich ein.

Nach 3 Tagen von OBE-Einnahme konnte reichlich zäher Schleim abgehustet werden. Erstmals nach 2 Jahren hat sich der Schleim gelöst. Die Bronchien waren wieder frei.

Der Heilpraktiker schrieb: „ Bei allen chronischen Krankheiten, auch bei Krebs lohnt sich ein Versuch mit OBE, mindestens zusätzlich zu bestehenden Therapien."

Brucellose (Maltafieber) seit 1998, Alter: 74, männlich

Beschwerden: Brucellose seit 1998, rezidivierende Fieberschübe, starke Nachtschweiße (4 bis 5 mal in der Nacht), extrem geschwächter Allgemeinzustand, hoch dosierte Antibiotika-Gabe ohne Erfolg. Er war Farmer in Irland.

Er nahm OBE 3 Mal täglich 1 Esslöffel und dazu auch Folsäure, Vitamin C und Mariendistelpräparate Legalon 140 ein. Nach eine Woche besserten sich alle Symptome und später verschwanden alle Beschwerden.

Als Stärkungsmittel nimmt er OBE regelmäßig 1 Mal 1 Esslöffel täglich ein. Seit der Einnahme von OBE (08/2003) hatte er keine Infekte mehr.

Burn-out-Syndrom, Alter: 48, weiblich, Beruf: Krankenschwester

Beschwerden: ausgelaugt, müde, unkonzentriert

Sie nahm OBE 2 Mal 2 Teelöffel, morgens und mittags, für 4 Wochen ein. Nach ca. einer Woche zeigten die Besserungen: Müdigkeit verging, allgemein ging es ihr auch besser. Sie konnte sich besser konzentrieren.

Candida-Befall und Blasenentzündung, Alter: 50, weiblich

Beschwerden: Blasen- und Nierenentzündung bei mykotischem Befall, starker Juckreiz im Anal- u. Vaginalbereich, Behandlungen mit Antibiotika u. Nystatin ohne Erfolg

Sie begann mit der Einnahme von OBE, anfangs 3 Mal 1Teelöffel täglich, dann erhöht auf 3 Mal 2 Teelöffel. Zusätzliche Gabe von Adiclair und Solidago. Nach 4 Wochen waren die Besserungen aufgetreten, nach 2 Monaten waren alle Beschwerden wesentlich besser.

Candida-Befall, Mykose- und Escherichia coli im Darm; Hyperlipidämie genetisch bedingt, Alter: 52, weiblich

Beschwerden: Fettstuhl und Durchfall, Blähungen, Pankreasinsuffizienz, allergische Neigung, Ohrgeräusch rechts, hohes Cholesterin, Migräne seit 40 Jahren, Behandlungen u.a. Zellinformationstherapie

Sie nahm OBE 3 Mal 1 Teelöffel täglich für insgesamt 8 Wochen ein. Ab der 3. Woche trat die Besserung auf. Der Stuhlgang war wesentlich fester bis zu gelegentlich geformt, Blähungen waren verschwunden. Genetisch bedingtes hohes Cholesterin bleibt unverändert.

Sie hatte vorübergehende Verschlechterungen wie Kopfschmerzen, Müdigkeit, Übelkeit und Erbrechen gehabt.

CFS (Chronisches Erschöpfungssyndrom), Alter: 49, weiblich

Beschwerden: abgeschlagen, erschöpft und depressiv, Z.n. Schilddrüsen CA und Radikal OP auch der Nebenschilddrüsen

Sie bekam OBE und nahm 2 Mal 2 Teelöffel, morgens und mittags, ein. Ab der ersten Woche fühlte sie sich viel besser. Nach vier Wochen vergingen die Müdigkeit und Depression.

Berichtet hat die Heilpraktikerin auch folgendes: „Besonders beeindruckend bei diesem Fall, ich wollte nur die chronische Müdigkeit damit behandeln und konnte mit Freuden feststellen, dass die Patientin weniger unter der Depression litt und sogar den Schwung bekam, eine Therapie zu beginnen und ihre Probleme anzupacken".

CFS und Konstipation, Alter: keine Angabe, weiblich

Beschwerden: Müdigkeit, Verstopfung, Blähungen, Bauchschmerzen, medikamentöse Behandlungen und Ernährungsumstellung

Sie nahm OBE 2 Mal täglich 1 Teelöffel vor der Mahlzeit
ohne weitere Medikation ein.

Nach einer Woche wurde Besserung festgestellt. Müdigkeit verschwand fast und Verstopfung besserte sich wesentlich. Die Anwendung von OBE dauerte nur 10 Tage.

Chronischer Husten, Alter: 80, männlich

Beschwerden: morgens starker Auswurf seit 2 Jahren, infektanfällig

Es wurde ihm OBE mit einer Dosis von 2 Mal 1 Teelöffel täglich eingesetzt. Nach einem Monat waren Husten und Auswurf besser; Abwehrkraft ist gestärkt und Infektanfälligkeit ist stark herabgesetzt. Es zeichnet sich während der OBE-Einnahme keine Überreaktionen aus.

Darmgrippe, Alter 5, weiblich

Beschwerden: Durchfall, Erbrechen, Abgeschlagenheit, Appetitlosigkeit, Neigung zu Hautallergie und öfter Gerstenkorn

Anfangs hat sie 1 Esslöffel OBE alle 5 Stunden von Mama bekommen. Am nächsten Tag waren Durchfall und Erbrechen weg. Allgemeinbefinden war besser. Nach 3 Tagen verbesserten sich alle Beschwerden wesentlich bzw. nach 5 Tagen ging es ihr wieder gut. Für weitere 15 Tage nahm sie OBE eine reduzierte Dosis von 3 Mal 1 Teelöffel pro Tag ein und anschließend 1 Mal 1 Teelöffel täglich zur Abwehrstärkung für weitere zwei Monate. Gerstenkorn tritt bis heute nicht mehr auf.

Diabetes Typ II, essentielle Hypertonie, erhöhtes Cholesterin, Alter: 60, männlich

Beschwerden: HbA1c-Wert: 7,8 Prozent trotz blutzuckersenkender Tabl. Cholesterinspiegel: 230mg/dl, Blutdruckwert: stabil mit Medikamenten

Er nahm OBE 1 Mal 1 Teelöffel morgens und nüchtern ein. Nach drei Monaten lagen der neue HbA1c-Wert bei 6,45 Prozent bzw. der Gesamtcholesterinwert bei 180mg/dl. Das eine der beiden blutdrucksenkenden Mitteln „Felodipin" konnte abgesetzt werden und die Dosis des anderen Mittels wurde von 10mg auf 5mg reduziert.

Ekzem, Alter: 1, weiblich

Beschwerden: Hautekzem, Milchschorf im Gesicht und an den Händen, Infektanfälligkeit

Dem Kind wurden zum einen OBE flüssig oral und OBE-Creme äußerlich vom Heilpraktiker verordnet. Das Mädchen nahm 3 Mal 1 Teelöffel pro Tag und wurde mehrmals mit der Creme eingecremt. Ab dem 2. Tag trat die erste Besserung auf. Nach 3 Wochen sind Ekzeme im Gesicht und an den Händen verschwunden. Andauernde Erkältung war auch besser geworden. Die Anwendungsdauer betrug 3 Wochen.

Ekzem paramamillär bds, Alter: 29, weiblich

Beschwerden: Nach der Geburt des Sohnes traten juckende, schmerzhafte Ekzem um die gesamten Brustwarzen herum auf. Behandlungen mit diversen Salben ohne Erfolg

Sie nahm OBE 3 Mal täglich 1 Teelöffel ein und zur Unterstützung der innerlichen Einnahme von OBE cremte sie auch mit Olivenblattextrakt-Creme die Hautpartien mehrmals täglich ein. Nach 10 Tagen konnte sie feststellen, dass das Ekzem deutlich besser war. OBE wird weiter angewandt. Ca. nach 3 Tagen hatte sich das Ekzem verschlimmert, danach hat es sich kontinuierlich abgeschwächt.

Ekzem; Hypertonie, essentiell; Herzhypertrophie; latenter Diabetes mellitus; Hypercholesterinämie, Alter: 51, männlich

Beschwerden: Ekzeme an Stirn, Kopfhaut und hinter den Ohren, juckend und schuppig, vegetative Dystonie wie Müdigkeit und Abgeschlagenheit, erhöhtes Cholesterin, Bluthochdruck

Er wird medikamentös gegen Bluthochdruck behandelt und nimmt Physiotens 10mg und Concor 5mg ein. Äußerliche Anwendungen mit Decoderm-Salbe und Nachtkerzenöl-Salbe gegen die Ekzeme ohne Erfolg

Ihm wurde OBE von der Heilpraktikerin verschrieben. Er nahm 2 Mal täglich 1 Esslöffel nüchtern ein und die Anwendung dauerte 3 Monate lang.

Nach 4 Wochen trat die Besserung des Ekzems an der Stirn auf, dann die erkennbare Besserung der Hautschuppung und damit verschwand auch der Juckreiz. Verbesserungen und Verschwinden des Ekzems folgten zuerst an Stirn und Kopfhaut, letztlich auch hinter den Ohren. Zusätzlich zum Verschwinden des Ekzems besserte sich der Allgemeinzustand. Müdigkeit, Abgeschlagenheit und vegetative Dystonie verschwanden auch.

Ekzem, Alter: 43, weiblich

Beschwerden: Ekzem am Handrücken, verschlechtert durch rez. Mykose-Befall seit ca. 6 Monaten, psoriatische Nagelveränderung seit 3 Monaten

Sie hat OBE 3 Monate lang eingenommen, täglich 3 Mal 2 Teelöffel im ersten Monat bzw. 3 Mal 1 Teelöffel im zweiten und dritten Monat.

Nach 3 Wochen besserte sich das Ekzem leicht und nach ca. 2 Monaten war es vollständig abgeklungen. Die psoriatische Nagelveränderung blieb unverändert.

Entzündung im Ileosacralgelenk (ISG), Alter: 72, weiblich

Beschwerden: quälende diffuse Schmerzen des ISGs, Varikosis (Krampfadern) Z.n. Exhairese Saphena magna ("Herausziehen" der großen Stammvene) li. Bein 1998, Entzündung der oberflächlichen Venen im Unterschenkel links, Stauungsschmerzen im Unterschenkel und in den Zehenendgliedern

Sie nahm OBE für ca. 4 Wochen täglich 3 Mal 2 Teelöffel und zusätzlich auch Homöopathische Mittel zum Entgiften ein. Sie ernährt sich gesund mit basischer Kost. Nach Aufbrauchen der 6. Flasche (100ml) kehrte der alte Elan zurück. Sie fühlte sich insgesamt kräftiger und motivierter, die quälenden diffusen Schmerzen waren besser und sie hat den Eindruck, dass alles sich nur noch auf einen eigroßen Kulminationspunkt am Unterschenkel (tief-rot-blauer äußerst berührungsempfindliche Hauterosion, aber nicht offen) zogen. Eine Woche hatte sie keinen OBE eingenommen und die Schmerzen wurden wieder heftiger und der Heilprozess verlangsamte sich. Es hat eine ganz leichte Erstverschlimmerung gegeben, die aber innerhalb 24 Stunden wieder abklang.

Fibromyalgie, Alter: 62, weiblich

Beschwerden: starke wechselnde Schmerzen am ganzen Körper seit 1964, Diagnose: Fibromyalgie seit 2001, es wurden homöopathische Therapie, Eigenblutbehandlung, Magnetfeldtherapie, klassische Chiropathie, Nosoden etc. durchgeführt, alles erfolglos.

Seit Januar 2003 hat sie mit OBE angefangen und nahm 3 Mal 2 Teelöffel pro Tag ein, dazu bekam sie noch von ihrer Heilpraktikerin manuelle Therapie nach Dejarnette „Sakro-Okzipital-Technik“. Nach vier Wochen ist die erste Besserung aufgetreten. Nach ca. vier Monaten waren die Beschwerden komplett verschwunden. Sie ist bis heute sehr glücklich und zufrieden mit den positiven und nachhaltigen Ergebnissen.

Gelenkschmerzen, Verspannung und Kopfschmerzen, Alter: 56, weiblich

Beschwerden: chronische Schmerzen in den Beinen, Armen und Rücken, Kopfschmerzen Sie hatte eine Zeitlange Schmerzmittel eingenommen.

Seit August 2004 nahm sie regelmäßig OBE ein, morgens und abends je 1 EL, gleichzeitig auch die Einnahme vom Rechtsregulat. Ansonsten keine weiteren Medikamente. Nach 2 Monaten ging es ihr schon viel besser. Die Gelenkschmerzen in den Beinen und Armen sowie Rücken waren wesentlich besser, und die Kopfschmerzen waren weg. Ihr Allgeimeinbefinden verbesserte sich auch. „Mit der Einnahme von Olivenblattextrakt geht es mir wesentlich besser als ohne“, schrieb sie.

Grippaler Infekt, Alter: 63, männlich

Beschwerden: Durchfall, Halsschmerzen, leicht erhöhte Körpertemperatur, bellender Husten

Anfänglich mit einer Dosis von 3 Mal 1 Esslöffel täglich, und zusätzlich noch 3 Mal 1g Vitamin C im Wechsel mit 50mg Zink und Aconitum C30 sowie Emsersalz-Lutschtablette behandelt; Inhalation mit Emser Salz. Nach einem Tag verschwanden Durchfall, Grippegefühl und leicht erhöhte Körpertemperatur; Hustenreiz und Halsschmerzen wurden deutlich reduziert. Die Einnahme von OBE wurde nach acht Tagen auf 3 Mal 1 Teelöffel pro Tag reduziert.

Grippale Infekte, rez., Alter: 30, weiblich

Beschwerden: akute Grippe

Sie hat 14 Tage lang OBE 3 Mal 20 Tropfen eingenommen. Danach waren alle Beschwerden verschwunden und gesamtes Befinden war besser und das Immunsystem wurde stabiler.

Grippaler Infekt, beginnend, Alter: 34, weiblich

Beschwerden: Kopfschmerzen, Halsschmerzen, Allgemeinkrankheitsgefühl

Zur Stärkung des Immunsystems hat sie OBE eingenommen. Die Tagesdosis lag bei 3 Mal 1 Teelöffel und ca. 6 Stunden nach der ersten Einnahme trat die erste Besserung der Kopf- und Halsschmerzen sowie des Krankheitsgefühls auf. Nach 2 Tagen waren alle Beschwerden abgeklungen.

Grippaler Infekt, Alter: 42, weiblich

Beschwerden: Grippe, starke Müdigkeit, Herzrhythmusstörungen, erhöhte Körpertemperatur

Sie nahm OBE 3 Teelöffel täglich für 3 Wochen ein. Bereits nach der 1. Woche reduzierten sich Müdigkeit und Fieber und es zeigte sich schnelle Genesung. Die Abwehrkraft und Leistungskraft des Herzens sowie das Nervensystem wurden dadurch gestärkt.

Grippaler Infekt und bakterielle Mandelentzündung mit 40° Fieber, Alter: 11, weiblich

Beschwerden: Blutarmut, öfter krank, akuter grippaler Infekt mit Schnupfen, Kopf- und Gliederschmerzen, ständiger Reizhusten, besonders nachts, starke Verschleimung, schlapp und müde, hohes Fieber (40°C) am nächsten Tag, angeschwollene Mandel und Lymphdrüsen (Wachtelei-gross) am Hals, Schmerzen beim Schlucken und Sprechen.

Sie nahm OBE 4 Mal täglich 1 Teelöffel in den ersten 3 Tagen. Ab dem 4. Tag war die Dosis auf 3 Mal 1 Teelöffel bzw. ab dem 7. Tag 2 Mal 1 Teelöffel reduziert. Zusätzliche Maßnahmen wie zum Beispiel Wadenwickel, viel Wassertrinken, Basen-Bad (1 Mal in der Woche), basische Kost, Zink (20mg täglich), natürliches Vitamin C (Zitronen- und Orangensaft, mehrmals am Tag), strenge Bettruhe wurden auch eingesetzt. Am 5. Tag konnte sie wieder aufstehen, wollte spielen, Schleim und Husten waren sehr viel weniger, Kopf- und Gliederschmerzen waren weg. Sie fühlte sich nicht mehr so müde und schlapp. Auch waren keine geschwollenen Lymphdrüsen mehr abtastbar. Am 6. Tag war sie topfit (bis auf wenig Husten) und sie ging wieder zur Schule. Zur Stabilisierung und zum Aufbau der Abwehrkraft nimmt sie OBE für fünf Wochen weiter ein.

Hepatitis C seit 20 Jahren, Alter: keine Angabe, männlich

Beschwerden: Interferon-Monotherapie wurde durchgeführt und dadurch ist GOP in Normbereich gekommen, GPT bleibt weiterhin erhöht. Auch geblieben waren die dauerhafte Oberbauchschmerzen im Leberbereich, ausstrahlend in den WS (Wirbelsäule)-Bereich, verstärkt durch psychische und körperliche Belastungen, Müdigkeit, brauner Zungenbelag, Verdauungsstörungen wie unregelmäßiger Stuhlgang, alle 3-4 Tage, ungeformt, weich, schleimig, milchig, grüne Farbe, wetterfühlig, Gelenkschmerzen - alle Großgelenke sind befallen

Seit einem halben Jahr nahm er OBE ein, 3 Mal täglich, eine Flasche (100ml) verteilt für 4 Tage, ein. Zusätzlich nahm er noch homöopathische Mittel wie zum Beispiel Bärlapp und Schöllkraut ein. Ab der 5. Woche waren deutliche Verbesserungen aufgetreten. Dauerhafte Oberbauchschmerzen mit ausstrahlenden Schmerzen in den WS-Bereich waren wesentlich besser; Müdigkeit und brauner Zungenbelag waren verschwunden; Gelenkschmerzen waren deutlich besser; Stuhlgang war häufiger und geformt, kein Schleim mehr und wies normale Farbe auf.

Herxheimer Reaktion: Er hat in den ersten 4 Wochen während der Einnahme von OBE die vorübergehende Verschlechterung gehabt. Es hat sich in einer

Form wie schwere grippeähnliche Symptome mit erhöhter Körpertemperatur, extreme Mattigkeit und Gliederschmerzen geäußert. Das Ganze hat ca. eine Woche gedauert und war wieder abgeklungen.

Hepatitis C, Alter: 49, männlich

Beschwerden: Müdigkeit und Abgeschlagenheit, Verdauungsprobleme, Konzentrationsschwäche, Wortfindungsstörungen, erhöhte Leberenzyme

Er hat mit der Anwendung von OBE begonnen. Er nahm 2 Mal täglich 1 Teelöffel täglich ein. Nach ca. 4 Wochen trat die erste Besserung auf. Müdigkeit und Abgeschlagenheit waren besser, Verdauung war auch besser. Nach 3 Monaten waren alle Beschwerden deutlich abgeklungen. Die erhöhten Transaminasen Enzyme (GOT, GPT) fielen nach der OBE-Einnahme in den Normbereich.

Herpes labialis (Lippenherpes), Alter: 54, weiblich

Beschwerden: immer wiederkehrende Bläschen an Lippen, wechselnder Stuhl. Colon-Hydro-Therapie (CHT) in Kombination mit Heilfasten durchgeführt

Sie nahm 3 Mal 2 Teelöffel OBE täglich ein. Ab der 4. Woche kam es zu deutlichen Besserungen. Nach 2 Monaten waren die Bläschen weg und das Allgemeinbefinden war besser, die Abwehrkraft stärker geworden.

Anregung vom behandelten Therapeuten: OBE sollte zur Prävention 2 Mal im Jahr als 3 Monatskur durchgeführt werden.

Herpes labialis und genitalis, Infektanfälligkeit, Alter: 61, weiblich

Beschwerden: Lippenbläschen, brennende Schmerzen im Intimbereich, brennende Schmerzen, infektanfällig

Sie wollte OBE als Immunstimulans anwenden und hatte OBE täglich 1 Teelöffel für insgesamt 4 Wochen eingenommen. Nach ca. 4 bis 5 Tagen verschwand die Herpes-Infektion an den Lippen und im Intimbereich.

Herpes simplex und massive Akne, Alter: 17, weiblich

Beschwerden: Starker, eitriger Aknepustelbefall auf Wangen, Unterkiefer, Stirn, Rücken mit Juckreiz seit 13. Lebensjahr, öfter Lippenbläschen, früher wurde es bei ihr mit Antibiotika, Corticoiden und Verätzungstherapie ohne Erfolg versucht.

Sie bekam vom Therapeuten OBE verordnet und nahm 3 Mal 2 Esslöffel für die ersten drei Tage, eine halbe Stunde vor dem Essen bzw. 3 Mal 1 Esslöffel später. Zusätzlich benutzte sie auch Olivenblattextrakt-Creme zum Auftragen.
Nach einer Woche gingen die Akne generell und vor allem die eitrigen Pusteln deutlich zurück.

Herpes zoster (Gürtelrose), Alter: 35, weiblich

Beschwerden: Akute Gürtelrose seit ca. 3 Wochen, juckende, brennende, schnell eintrocknende Bläschen im Taillenbereich, auf Bauchdecke hin ausstrahlend, Berührungsempfindlichkeit

Sie hat OBE 3 Teelöffel täglich insgesamt für 3 Wochen eingenommen.
Bereits ab dem 3. Tag trat deutliche Verbesserung auf. Zuerst ließ sich feststellen, dass sich das Hautbild besserte, die Bläschen zurückbildeten und die Berührungsempfindlichkeit verschwand. Nach 3 Wochen war die Anwendung mit OBE mit deutlicher Besserung abgeschlossen.
Sie hatte anfangs bei der Einnahme Durchfall bekommen und dann war der Stuhlgang allmählich stabiler, jedoch weich.

Herpes zoster & CFS, Alter: 40, weiblich

Beschwerden: brennende Schmerzen am Rücken und in der rechten Flanke, Abgeschlagenheit und Antriebslosigkeit

Sie hat mit OBE 3 Mal 3 Teelöffel pro Tag angefangen und nach der 3. Flasche (100ml) haben sich die brennenden Schmerzen verbessert und sie fühlt sich allgemein besser und gestärkt. Nach der 3. Flasche nimmt sie OBE mit einer reduzierten Dosis von 3 Mal 1Teelöffel pro Tag zur Stabilisierung weiter ein.

Heuschnupfen, Allergie, Asthma, Alter: 8, männlich

Beschwerden: Asthma, laufende Nase, juckende Augen, Hautausschlag, infektanfällig

Dem Kind wurde OBE zur Stärkung der Abwehrkraft verschrieben. Anfängliche Dosierung lag bei 3 Mal 1 Teelöffel täglich und nach 5 Tagen war laufende Nase besser, Hautausschlag verschwand und der Atem war besser. Er nahm OBE mit einer reduzierten Dosis von 1 mal 1 Teelöffel pro Tag weiter. Nach 6 Wochen sind Infekte deutlich weniger.

Hypercholesterinämie, Alter: 68, männlich

Beschwerden: erhöhter Cholesterinspiegel

Er nahm OBE 3 Mal täglich 1 Teelöffel ein, jedoch mit Unterbrechung wegen Reisen. Ab der 3. Flasche (100ml) sank der Cholesterinwert von 320mg/dl auf 260mg/dl. Allgemein fühlt er sich auch wohler.

Hypertonie, essentiell, Alter: 63, weiblich

Beschwerden: Blutdruckwert: RR 150/85-90mm/Hg

Sie hat mit der Einnahme von OBE angefangen. Neben der blutdrucksenkenden Tabletten (1 Mal 12,5mg Captopril und 2 Mal 30mg Nifedipin retard) aus der Schulmedizin nahm sie zusätzlich OBE mit einer Dosierung von 3 Mal 1 Teelöffel pro Tag ein. Nach 6 Wochen lag der Blutdruckwert bei RR130/80 mm/Hg. Nach Rücksprache mit dem Arzt konnte Nifedipin abgesetzt werden. Zu diesem Zeitpunkt nimmt sie OBE noch weiter ein.

Hypertonie, essentiell, Alter: 52, männlich

Beschwerden: Bluthochdruck: RR 140/96mm/Hg, abnutzungsbedingte Knieschmerzen und gestörte Darm-Peristaltik Z.n. OP

Er wollte mit OBE versuchen und nahm in der ersten Woche 6 Mal 1 Teelöffel ein. Ab der 2. Woche bis zum Ende war die Dosis auf 3 Mal 1 Teelöffel reduziert. Nach der 1. Woche zeigte sich schon die Senkung des Blutdruckwertes. Später hatte sich der Blutdruck fast normalisiert und lag bei RR120/85mm/Hg (außer bei starkem Stress). Außerdem waren die Knieschmerzen besser und die Darmbeschwerden besserten sich ebenfalls leicht.

Infektanfälligkeit, Mittelohrentzündungen, rez., , Alter: 6, weiblich

Sie war ein zu früh geborenes Kind und kam mit nur 620g Körpergewicht zur Welt mit ganz schlechten Prognosen. In den ersten 2 Lebensjahren hatte sie 5 Lungenentzündungen, war sehr häufig erkältet mit Husten und Ohrschmerzen, hatte schnell Mittelohrentzündungen und beginnende Lungenentzündungen.Sie bekam prophylaktisch Umckaloabo-Tropfen, Kompressen, Halswickel mit Hausmitteln. Öfter wurde sie mit Hustensäften, Ohrentropfen, Inhalationen und nicht selten mit Cortison und Antibiotika behandelt.

Sie nimmt OBE seit 5 Monaten durchgehend ein. Prophylaktisch trinkt sie 2 bis 2–3 x einen halben Teelöffel täglich und bei akuten Beschwerden nimmt sie die doppelte Menge ein. Nach 6 Wochen traten die Besserungen auf. Die Infekte verlaufen nicht mehr so schwer und sind schneller vorbei. Das Kind bekommt auch nicht mehr jeden Infekt, der im Kindergarten im Umlauf ist, mit nach Hause. Die Abwehrkraft ist stabiler geworden. Sie hat sogar einen deutlichen Wachstumsschub gehabt. Gegen alle früheren Erwartungen kommt das Kind in diesem Jahr schon in eine Vorschule.

Infektanfälligkeit, rez. Alter: 42, weiblich

Beschwerden: Grippe und Müdigkeit

Ihr wurden von der Heilpraktikerin 2 Flaschen je 100ml OBE verschrieben und 3 Mal täglich 1TL verordnet. Die gesamte Anwendungsdauer betrug 8 Wochen. Nach der 1. Flasche traten die ersten Besserungen ein und nach 8 Wochen war die Müdigkeit gegen Mittag weg, Allgemeinbefinden und die Abwehrkraft verbesserte sich.

Konjunktivitis mit Blepharitis bei Nasennebenhöhlen- und Racheninfekt, Alter: 14 Monate, weiblich

Beschwerden: Spontan aufgetretener Schnupfen mit anschließender Rachen- und Nebenhöhlenbeteiligung, Augenrötung, Augenbrennen, Lidschwellung und Lichtscheue

Dem Kind wurde OBE verschrieben. Täglich 4 Mal 1/2 Teelöffel trank sie und Olivenblattextrakt-Creme wurde 3 bis 4 Mal täglich auf das Augenlid aufgetragen. Zusätzlich nahm sie noch homöopathisches Mittel Luffa-Hevert-Lutschtablette. Am 2. Tag waren alle Beschwerden verschwunden und insgesamt hat das Kind nur 6 Tage OBE eingenommen. Das Kind hat OBE gut vertragen.

Krupp-Husten, starke Abwehrschwäche, Alter: 2, männlich

Beschwerden: immer wiederkehrende Hustenanfälle, bellend, trocken; begleitet mit Atemnot. Die Symptome wurden im Bergklima im Süden besser und erträglicher, während bei feuchtem Klima an der Nordsee alles schlimmer wurde, wo er zu Hause ist.

3 Wochen nach seiner Geburt hatte er die erste Antibiotika-Infusion wegen Atemwegsinfektion bekommen. Im 1. Lebensjahr hatte er 7 weitere Antibiotikagaben per Infusion erhalten. Die Diagnose „Krupp-Husten" durch RS-Viren ist erst im 2. Lebensjahr erstellt worden. Außerdem wurde er auch mit homöopathischen Mitteln wie zum Beispiel Tuberkulinum C200 und Konstitutionsmitteln behandelt. Danach gingen die Beschwerden zurück, aber er konnte nur im Süden im Bergklima leben. Dem Kind wurde Anfang Juli 2004 OBE verordnet und er trank 3 Mal 1 Teelöffel täglich. Zusätzlich bekam er auch Bachblüten und

eine Woche später wurde auch Symbioflor als Kur eingesetzt, die noch ca. 4 bis 6 Monate parallel laufen wird. Die Besserung der bellenden Hustenanfälle kam sehr schnell. Nach einem Monat traten keine weiteren Krupp-Anfälle mehr auf und das Kind kehrte mit seiner Mutter wieder nach Hause an die Nordsee. Das feuchte Küstenklima macht ihm nichts mehr aus und die Abwehrkraft war gestärkt und seitdem stabil.
Seine 3 Jahre ältere Schwester bekam im Kindergarten Scharlach (Rachenabstrich positiv auf Streptokokken) und dank OBE-Einnahme traten die typischen Symptome von Scharlach bei ihr gar nicht mehr auf. Der Bruder wurde von seiner Schwester mit Scharlach nicht angesteckt.

Lyme-Borreliose, Alter: 40, weiblich
Beschwerden: Vor 1 1/2 Jahren wurde ein hoher Borreliose-Titer im Blut festgestellt. Rheumaähnliche Schmerzen in den kleinen Gelenken, vor allem in den Fingergelenken mit Morgensteifigkeit und Gelenkunbeweglichkeit, Herzrhythmusstörungen. Verschiedene schulmedizinischen Behandlungen sind abgeschlossen.
Sie hat 3 Monate lang OBE 3 Mal 1 Esslöffel täglich eingenommen. Gleichzeitig bekam sie auch das homöopathische Präparat Rythmopasc gegen Herzrhythmusstörungen von der Heilpraktikerin. Nach ca. 8 Wochen besserten sich die Beschwerden in den Händen und die Herzrhythmusstörungen wurden auch besser.

Lyme-Borreliose mit hohem Borreliose-Titer, Alter: 40, weiblich,
Beschwerden: Herzbeschwerden, starke rheumatische Beschwerden in allen distalen Gelenken, Schulmedizinische Behandlungen u.a. Infusionen und Rewodina (Antirheumatikum) hatten keinen langfristigen Therapieerfolg erbracht.
Sie nimmt OBE 3 Mal 1 Teelöffel ein, keine weitere Medikation bis auf Antirheumatikum Rewodina. Nach 6 Wochen sind alle Beschwerden gelindert. Sie nimmt OBE weiter ein.

Lyme-Borreliose, Alter: 36, weiblich
Beschwerden: Borreliose seit 1999, Schmerzen in den Fingergelenken links mit Blau-Rot-Verfärbung, geschwollen und entzündet, Herzrasen
Die Betroffene hat nur OBE 3 Mal 1 Teelöffel eingenommen. Nach 3 Monaten waren die blau-rote Verfärbung und Entzündung sowie Schwellungen der Fingergelenke ganz verschwunden. Die Finger sahen wieder normal aus. Herzrasen war auch besser.

Lyme-Borreliose, Alter: 41, weiblich,

Beschwerden: starke Wirbelsäulenbeschwerden, Herzstolpern, die Krankheit wurde per Zufall entdeckt.

Ihr wurden zuerst 8 Flaschen (á 100ml) OBE von ihrer Heilpraktikerin verordnet. Die Tagesdosis lag bei 3 Mal 1 Teelöffel. Nach der 8. Flasche spürte sie langsam die Besserung der Symptome. Sie nimmt OBE noch weiter ein. Aber die neue Blutuntersuchung zeigte erfreuliche Werte:

Die Laborwerte bezüglich Borreliose vorher und nachher im Vergleich:

vom 12.06.2002 vor OBE-Einnahme und 23.08.2003 während und nach OBE-Einnahme:

vorher		**nachher**	
IgG-EIA	1800 U/ml	IgG-EIA	490 U/ml
IgM-EIA	2,02 AU	IgM-EIA	1,93 AU
IgG-Immunblot positiv		IgG-Immunblot positiv	

Lyme-Borreliose und Neuro-Borreliose, Alter: 50, weiblich

Beschwerden: Gelenkschmerzen, Nervenschmerzen, mehrere Behandlungen mit Antibiotika-Gabe iv.-Infusion bzw. oral aus der Schulmedizin ohne Erfolg

Sie nahm OBE 3 bis 6 Teelöffel pro Tag 3 Monate lang ein. Und zusätzlich nahm sie auch Bärlauch- und Algenpräparate zum Ausleiten ein. Die erste Verbesserung trat ab dem 5. Tag auf. Nach 3 Monaten waren die Gelenk- und Nervenschmerzen zu 70% besser. Erstverschlimmerung der Beschwerden verlief über 4 Tage.

MCS (Multiple Chemische Sensibilität), CFS (Chronisches Erschöpfungssyndrom) und Mykose-Candida-Befall, Alter: 46, weiblich

Beschwerden: Multiallergie u.a. bestimmte Nahrungsmittel, Chemikalien, verschmutzte Luft, Nahrungsmittelzusatzstoffe, Schleimhautentzündung vom Mund bis zum Anus, Herzrasen, abgeschlagen und erschöpft, vernebelter Kopf, Kopfschmerzen Konzentrationsschwäche, nervlich und physisch unbelastbar, Verdauungsstörungen, entzündete Dünndarm. Medikamentöse Behandlungen waren u.a. Nystatin, Sempera 7. Durchführung von Antipilzdiät

Sie hat 2 Monate lang OBE eingenommen, 3 Mal täglich 1 Teelöffel vor dem Essen, lange im Mund belassen. Keine weitere Medikation, nur zusätzliche Nahrungsergänzungsmittel wie zum Beispiel Vitamine, OPC, Omega 3 und Spirulina. Bereits ab dem 2. Tag konnte sie positive Veränderungen feststellen. Nach zwei Monaten waren die Konzentrationsschwäche, Müdigkeit, nervliche Anspannung verschwunden. Sie fühlte sich allgemein gestärkt, sie war phy-

sisch und psychisch wieder belastbar. Ihr psychischer Zustand war viel ausgeglichener. Sie hatte keine depressive Verstimmung mehr. Verdauungsstörungen bei Candida-Befall besserten sich deutlich. Die Herzrhythmusstörung blieb aus. Der Kopf war klarer. Die Fußwarze war auch weg.
Ganz am Schluss schrieb sie: „Welche Erkenntnisse bringen diese Erfahrungen für die Ärzte? Viele Schulmediziner, vor allem Hausärzte kennen das Mittel gar nicht. Das ist aber schade".

Morbus Parkinson und Rheuma, Alter: 84, weiblich

Als Kind und als junge Frau war sie kaum krank. Aber nach den Wechseljahren bekam sie sehr schmerzhafte Beschwerden in den Händen, am ganzen Körper, die als Rheuma diagnostiziert wurden.

Erst als sie über Jahre auf Rheuma behandelt worden war, hat der Arzt bei ihr Parkinson erkannt, an dem staksigen Gang und der Veränderung der Gesichtszüge. Das Zittern (Tremor) blieb bei ihr aus. Sie wurde immer steifer. Ohne Hilfe kam sie nicht mehr aus dem Bett. Sie war immer mehr schwindlig und fiel öfters hin. Beim Gehen brachte sie die Füße schlecht hoch. Sie kam in Pflegestufe eins. Die Haare gingen bündelweise aus. Sie wurde diesbezüglich medikamentös behandelt mit „Madopar", „Nacom", später kam „Cabaseril" dazu und die Tabletten haben sie beweglich gemacht. Außerdem bekam sie Gymnastik. Im Laufe der Zeit kamen noch Magenbeschwerden wie zum Beispiel Übelkeit, Appetitlosigkeit hinzu und sie konnte Essen nicht mehr riechen und sehen. Sie war abgemagert.

Ab Sept. 2003 hat sie mit der regelmäßigen Einnahme von OBE angefangen und zwar täglich 3 bis 5 Mal 1 Teelöffel. Später ging sie auf 2 bis 3 Teelöffel pro Tag zurück. Die ganze Palette von Parkinsonmittel nimmt sie weiter ein. Dazu nimmt sie auch noch Spirulina, OPC und Vitamin E. Nach wenigen Tagen verschwand die Übelkeit und sie konnte wieder essen. Sie stabilisierte sich ziemlich schnell. Nach und nach wurde sie in Armen und Beinen kräftiger. Sie nahm auch an Gewicht zu, konnte wieder ohne Stock gehen und nach einigen Wochen wieder leichte Arbeiten im Haushalt verrichten. Die Haare wuchsen nach, Orangenhaut war auch besser, selbst Altersflecken verschwanden zum Teil. Ihre Ärzte sind erstaunt, weil der Verlauf von Parkinson ein anderer ist. Sie möchte nicht mehr ohne OBE sein. Am Anfang hatte sie einige Tage starke Durchfälle und mehr Schmerzen durch Einnahme von OBE, welche wieder vergingen.

Neurodermitis, Alter: 10, weiblich

Beschwerden: Neurodermitis am ganzen Körper seit 6 Jahren, am schlimmsten waren die Arme, Beine und Rücken betroffen, stark juckend, blutig durch Kratzen, Allergie seit 8 Jahren, genetisch bedingt (leibl. Vater auch), Behandlungen wie Cortison- und Antibiotika-Salben, Darmentgiftung

Sie trank OBE 3 Mal 1 Teelöffel täglich und zusätzlich bekam sie auch Eigenbluttherapie mit Allergostop. Nach 10 Tagen war das Jucken wesentlich abgeschwächt und nach 6 Wochen waren die befallenen Hautpartien fast wieder in Ordnung. Die kindliche Zarthaut kam zum Vorschein. Nach 7 Monaten hatte sich die Hautproblematik völlig normalisiert. Jetzt hat das Mädchen eine ganz zarte und glänzende Haut. Das Mädchen und dessen Eltern sind sehr glücklich darüber. Sie nimmt OBE 1 Mal 1 Teelöffel längerfristig ein.

Neurodermitis, Alter: 3, männlich

Beschwerden: Befallen sind der Oberkörper (Brust: von den unteren Rippenbögen bis zu den Leisten, der gesamte Rücken bis hin zu den Po-Backen), Kniekehlen und Waden, teilweise nässend und starker Juckreiz. Dadurch ist die Haut sehr gereizt bzw. es entstehen offene Wunden betroffener Stellen. Dazu noch Stressfaktor: Eltern leben getrennt und das Kind wächst mehr oder weniger bei den Großeltern auf und neigt leicht zu Aggression gegen sich selbst. Die betroffenen Stellen waren mit Kortisonsalbe behandelt worden.

Dem Kind wurden OBE zum Einnehmen und OBE-Creme sowie Emuöl zum Auftragen verschrieben. Es nimmt 3 Mal 1 Teelöffel täglich ein. Äußerlich wird zuerst OBE-Creme auf betroffene Stellen aufgetragen, und kurz einziehen lassen, danach Emuöl noch mal aufgetragen.

Begleitende Maßnahmen: Ernährungsumstellung, Stress meiden und Aufbau-Therapie von Phönix-Präparaten. Schon am 3. Tag nach der Anwendung konnte Besserung festgestellt werden. Nach ca. 4 Wochen waren großflächige Stellen abgeheilt und neue Haut hat sich gebildet. Juckreiz ließ nach bzw. verschwand, dadurch ist auch die Besserung des Hautbildes.

Die Anwendung läuft noch weiter.

Osteoporose, Alter: 69, weiblich

Sie ist Mutter von 6 Kindern. Sie hat einen landwirtschaftlichen Betrieb geführt und unermüdlich gearbeitet. Für Urlaub oder krank zu sein hatte sie nie Zeit. Es begann vor ca. 12 Monaten mit vielen Rückenschmerzen. Sie wurde immer öfter müde, konnte vor Schmerzen kaum noch schlafen. Sie war nicht mehr belastbar und bekam bei der klein-

sten Aufregung am ganzen Körper Pickel und Juckreiz. Es wurde festgestellt, dass ihr drei Wirbel gebrochen waren. Die Ursache war Osteoporose. Sie musste ein Stützkorsett tragen, bekam Heilgymnastik und Bewegungsbäder. Der Arzt verordnete ihr Kalzium, Vitamin D und Vosamax. Aber die Rückenschmerzen, der Juckreiz und die Schlafstörungen hörten nicht auf. Sie hat auch MSM, OPC und Spirulina eingenommen.
Sie fing an, OBE täglich 3 Mal 3 Teelöffel, zeitweise auch 3 Mal 4 bis 5 Teelöffel einzunehmen. Als OBE dazu kam, fühlte sie schnell gestärkt. Die Schmerzen ließen mehr und mehr nach und die Schlafphasen wurden immer häufiger. Sie war bald wieder ruhig und ausgeglichen und merkte zugleich, dass sie OBE nicht absetzen dürfte. Nach etwa 4 Monaten besserten sich alle Beschwerden. Pickel und Juckreiz waren verschwunden. Sie ist physisch und psychisch viel stabiler und vitaler. Ihre Kinder sagten zu ihr: „Mutti war wieder der „Fels in der Brandung“

Pilzbefall im Gesicht, rez., Alter: 49, männlich, Heilpraktiker
Beschwerden: Rötung und Schuppung, Juckreiz, leichte Entzündungen mehrerer Stellen im Gesicht durch Pilzbefall über 30 Jahre, deutliche Verschlimmerung seit 5 Tagen und mit Pilzcreme ohne Erfolg; verschiedene Pilzmedikamente brachten nur kurzfristigen Erfolg und die Symptome kehrten später wieder zurück.
Er hat OBE flüssig statt oral einzunehmen äußerlich auf die betroffenen Stellen im Gesicht mehrmals täglich eingerieben. Nach einem Tag trat sichtbare Besserung auf und nach 4 Tagen konnte er feststellen, dass Rötung und Schuppung nicht mehr sichtbar waren bis sie später ganz verschwanden.
Er nimmt seitdem OBE zur Immunstärkung auch innerlich ein.

Pollinosis (Heuschnupfen) seit 30 Jahren, Alter: 55, männlich
Beschwerden: leichte asthmatische Beschwerden, Fußpilz rechts, LWS-Beschwerden, Gelenkbeschwerden, Schmerzen in der Hüfte rechts, Magengeschwür bei Hp-positiv, Schuppenflechte
Ihm wurde OBE verschrieben und er nahm zunächst 2 Mal 1 TL täglich und dann 2 Mal 2 TL, gleichzeitig noch Gabe von homöopathischen Mitteln Desarell und Thymorell. Er wurde auch mit Zellinformationstherapie behandelt. Nach dem 3. Tag war eine Erstverschlimmerung aufgetreten und sie hat ca. eine Woche gedauert. Grippeähnliche Erscheinungen wie zum Beispiel Schmerzen im Oberkiefer rechts, Jucken an den Beinen, Durchfall. Ab der 4. Woche trat eine leichte Besserung der Schuppenflechte und der asthmatischen Beschwerden auf. Er fühlt sich leistungsfähiger. Die Beschaffenheit des Stuhls ist besser, statt sehr dünn und grün-gelb, fester und geformt.

Polyarthritis, chronisch, Alter: 66, weiblich

Beschwerden: Fuß-, Kniegelenke beiderseits, Hand- und Fingergelenke beiderseits, Schwellungen, Deformierungen, Steifigkeit, eingeschränkte Beweglichkeit, Behandlungen mit Cortison, Kniepunktion, MTX (nicht vertragen), stationäre Behandlungen, nur kurzfristige Besserung

Sie nimmt OBE seit 3 Monaten mit einer Tagesdosis von 2 Mal 1 Teelöffel, morgens und abends ein. Gleichzeitig bekam sie auch die Regenaplex-Therapie (Homöopathie). Nach ca. 2 Wochen konnte sie schon den Erfolg erleben. Nach 3 Monaten waren die Rheumaschübe wesentlich geringer geworden. Sie hat OBE über 4 Monate eingenommen.

(Zitat von ihrem Mann: „Ich glaube, dass noch mehr Besserung möglich wäre, wenn meine Frau nicht mehr rauchen würde, alles Reden ist vergeblich, leider.")

Ihr Ehemann hat auch positive Erfahrungen mit OBE gemacht.

Er nahm täglich 2 Mal 1 Teelöffel ein. Die Müdigkeit war wesentlich weniger und der Drang zum Wasserlassen war geringer geworden. In der Nacht musste er höchstens noch einmal zur Toilette (früher: 3 bis 4 Mal in der Nacht), der Bluthochdruck ist um ca. 15 Punkte gesunken, der obere RR-Wert (systolisch) war von 140mm/Hg auf 130mm/Hg bzw. 125mm/Hg gesunken, deshalb konnte er nach Rücksprache mit dem behandelnden Arzt eine von zwei blutdrucksenkenden Tabletten aus der Schulmedizin weglassen. Er hat sogar 2 Kilo während der OBE-Einnahme abgenommen.

Psoriasis, Alter: 65, männlich

Beschwerden: Schuppenflechte seit dem 10. Lebensjahr (Auslöser: 2 Jahre Flucht aus Schlesien); Vererbung nicht nachweisbar, Schuppenflechte auf der behaarten Kopfhaut, am Rücken in kleineren Flechten, an der Gesäßfalte bis zum Bluten und alle Fußnägel, juckend, gerötet und schuppig; verschiedene Therapien wie zum Beispiel viele Salben von Teer und Cortison, Bestrahlungen, Tabletten verschiedener Art, Kur und Entfernungen aller Zehennägeln etc. ohne Erfolg

Seit Anfang März 2003 nahm er OBE ein. Er hat mit einer anfänglichen Dosis von 3 Mal 1 Teelöffel begonnen. Später hat er die Einnahmedosis von 3 Mal 1 Teelöffel auf 3 Mal 2 Teelöffel erhöht. Keine weiteren Medikamente nahm er zusätzlich ein. Nach ca. 3 Wochen verschwanden die Rötung und der Juckreiz auf dem Kopf, Flechten an der Gesäßfalte heilten von oben her ab, Flechten am Darmausgang bleiben aus, am Rücken waren die Flechten kleiner und trockneten aus. Das Spannen und manchmal das Aufreißen der Haut waren zu 70% besser. Das schlimme Jucken war fast weg. Die positiven Veränderungen der Haut taten der Psyche gut. Sicherheit und Wohlbefinden kehrten wieder zurück. Im

Mai 2003 hat er OBE abgesetzt. Anfangs hatte er Durchfall in schwacher Form von der OBE-Einnahme bekommen, später mittelfesten Stuhlgang.
Am Ende des Berichtes hat er noch Anregung zur Anwendung gegeben: „Ich kann OBE nicht am Abend einnehmen, da OBE mich munter macht. Meine individuelle Einnahme: 2 Teelöffel 20 Minuten vor dem Frühstück und 2 Teelöffel 20 Minuten vor dem Mittagsessen; 2 Teelöffel zwischen 14.00 – 15.00
„Mein Sohn Steffen ererbte die Schuppenflechte. Er nimmt OBE seit einer Woche ein und Rötung verschwand", schreibt er hinzu.

Psoriasis vulgaris, Alter: 41, männlich

Beschwerden: Befallen sind die Haaransätze somit Hand- und Fußnägel, öfter Behandlung mit Cortisonsalben

Er nahm OBE 3 Mal 2 Teelöffel täglich ein, und begleitende Maßnahmen waren zum Beispiel Heilfasten und Entgiftung nach Phönix, Colon-Hydro-Therapie und Ernährungsumstellung.
Nach 3 Monaten erlebte er die Besserung der Haut. Die Schuppung der betroffenen Hautpartien war deutlich besser und die psoriatischen Nägel zeigten nach 5 Monaten unübersehbare positive Veränderungen. Die Gesamtanwendung von OBE war 7 Monate. Zur Stabilisierung des Erfolgs und zur Stärkung des Immunsystems wurde ihm vom Therapeuten OBE weiter für ein Jahr empfohlen. Auf Ernährung konsequent achten, beruflichen und psychischen Stress vermeiden.

Psoriasis, Alter: keine Angabe, weiblich

Beschwerden: Ausbruch der Schuppenflechte erst seit einem halben Jahr, Schuppenflechte am Kopf, in den Ellbogen und Kniekehle bd., juckend, vor OBE-Anwendung wurden keine Behandlungen durchgeführt

Nach der Psoriasis-Diagnose vom Hautarzt ist sie direkt zu einer Heilpraktikerin gegangen und wollte es mit alternativer Methode versuchen. So bekam sie von der Heilpraktikerin OBE verordnet. Sie nahm OBE 3 Mal täglich 1 Teelöffel ein und später erhöhte sie die Dosis auf 3 Mal 3 Teelöffel. Die erste Besserung trat schon nach 2 Tagen auf: Juckreiz und Schuppen waren leicht besser. 4 Wochen später ließ das Jucken ganz nach und die Haut hatte sich zu 80% verbessert. Nach 3 Monaten verschwanden alle Beschwerden. Sie möchte OBE mit einer Dosis von 3 Mal 1 Teelöffel für längere Zeit weiter einnehmen.

Seitenstrangangina, Alter: 32, weiblich

Beschwerden: Gliederschmerzen, Kopfschmerzen, Schluckbeschwerden, Halsschmerzen, Schüttelfrost. Nach Antibiotika-Gabe kamen nach kurzer Zeit alle Symptome wieder zurück.

Ihr wurde OBE von der Heilpraktikerin verschrieben und sie nahm alle 4 Stunden 2 Teelöffel 30 Minuten vor dem Essen ein. Zusätzlich bekam sie Angorin Tabletten und Salbeitee. Bereits nach ca. 6 bis 7 Stunden war eine Besserung aufgetreten. Allgemeinbefinden wurde auch besser und Schleim wurde gelöst. Nach einer Woche waren die Beschwerden vorbei.

Sinusitis, Rhinitis, Alter: 55, weiblich

Beschwerden: Akute Infektion des Atemweges, Nasennebenhöhlen- entzündungen beiderseits, Nasenentzündungen, Kopfschmerzen, leicht erhöhte Temperatur, Durchfall

Angefangen hat sie mit einer Tagesdosis von 3 Mal 1 Esslöffel von OBE in der akuten Phase der Infektion. Zusätzlich nahm sie auch 3 Mal 1g Vitamin C und anfangs Aconitum C30, später Spongia C30 ein, tägliche Behandlung der Nebenhöhlen mit MRS-Stab (Magnetresonanzstimulation) bekam sie von Heilpraktikerin.

Nach 2 Tagen setzte ein heftiger Husten mit starkem Auswurf ein. Fieber und Grippegefühl verschwanden am 2. Tag. Trotz des noch anhaltenden Hustens fühlt sie sich gut. Nach 8 Tagen bringt sie immer noch dicken gelben Auswurf heraus.

Trigeminusneuralgie bei viral-mykotischem Befall, Dyskrasie Alter: 40, weiblich

Beschwerden: Starke Nervenschmerzen im Gesicht wurden durch sehr lange Behandlungen von der Heilpraktikerin viel besser, zur Zeit sind die Schmerzen wieder latent

OBE wurde ihr verschrieben und sie nahm 3 Mal 1 Teelöffel täglich. Begleitend wurde Entschlackungstherapie nach Dr. Clark eingesetzt.

Nach einer Woche waren die Nervenschmerzen ganz verschwunden.

Vaskulitis, Alter: keine Angabe, weiblich

Beschwerden: Entzündungen der Blutgefäße in den Beinen, müde und Konzentrationsschwäche

Sie wurde vom Arzt OBE verordnet und nahm OBE täglich ein. Seit der Einnahme von OBE hatte sie beobachtet, dass die Kopfschmerzen, oft in Verbindung mit Magenschmerzen nicht mehr so häufig auftraten. Die

Entzündungen in den Beinen gingen zurück und sie war nicht mehr so müde, vor allem die Konzentrationsfähigkeit hatte sich wesentlich verbessert. Die Abwehrkraft war dadurch nachvollziehbar besser.

„Es geht mir gesundheitlich wieder bestens und ich kann hier nur bestätigen, dass die Heilwirkung des Olivenblattextraktes von Nutzen und in jedem Fall zu empfehlen ist", schrieb sie im Brief abschließend.

Warzen am Fuß & Finger, Alter: 38, weiblich

Beschwerden: schmerzhaft beim Gehen, die Warze - an der Fußsohle vorne rechts - wurde vor einigen Jahren per Laserbehandlung entfernt. Nach einem Jahr war die Warze an Fußsohle links (dieselbe Stelle) wieder da und verschlimmerte sich weiter. Später ist der rechten Zeigerfinger auch von Warzen betroffen.

Einerseits nahm sie OBE 3 mal 1 TL ein und gleichzeitig wurden die Warzen mehrmals mit OBE flüssig betupft. Nach 5 Tagen waren die Warzen kleiner geworden bzw. nach 2 Wochen ganz verschwunden. Zur Immunstärkung nahm sie OBE 1 mal 1 Tl weiter für 3 Monate ein. Weder alte noch neue Warzen sind vorhanden. Das positive Ergebnis ist bis heute nachhaltig geblieben.

Weichteilrheuma; degenerative Erkrankung der Wirbelsäule; chronische Müdigkeit, Alter: 59, weiblich

Beschwerden: Muskel und Gelenkschmerzen am ganzen Körper seit 20 Jahren, chronische Müdigkeit seit 10 Jahren, Migräne, Frührentnerin

Sie nahm OBE 2 Mal 2 Teelöffel täglich, morgens und mittags, ein. Da sie nach der Abendeinnahme von OBE immer munter war und mit dem Einschlafen Probleme hatte, hat sie die Abendportion weggelassen.

Nach drei Tagen konnte sie ohne Schmerzen die kleinen Fingergelenke wieder bewegen. Nach fünf Tagen waren die Knie und Arme beweglich. Entzündlich bedingte Verspannungen der Wirbelsäule ließen nach ca. einer Woche nach. Die Schmerzen durch degenerative Veränderungen besserten sich auch durch das Nachlassen der Verspannung. Sie war nicht mehr müde und fühlte sich leistungsfähiger, was sie seit Jahren nicht mehr kannte. Nach dreimonatiger OBE-Einnahme war sie fast beschwerdefrei. Die Migräneanfälle haben sich drastisch reduziert. Der Erfolg mit OBE bleibt bis heute nachhaltig.

Zahnwurzelvereiterung, entzündlich, Alter: 61, männlich

Beschwerden: häufige Schmerzen der Zahnwurzeln 3/3 und 4/3 seit 1999, stärkere Schmerzen bei jeder körperlichen Anstrengung und Druckempfindlichkeit, Zahnwurzelvereiterung seit 2003, nach Öffnung eines Kanals, mehrmals täglich erhebliche Eiterentleerungen durch leichten Druck auf Zahnwurzel. Bis jetzt wurde zahnärztlich eine Spülung mit antibiotischer Lösung vorgenommen.

Er nahm OBE 3 Mal täglich 1 Teelöffel vor dem Essen ein und gleichzeitig tupfte er mit einem in OBE getränktem Tampon 3 Mal täglich die entzündlichen Stellen. Zusätzlich wandte er auch Phlogenzym (3x2) und Mundspülungsmittel an. Ab der 4. Woche war Eiterabsonderung sistiert und Druckschmerzhaftigkeit war stark reduziert. Die Einnahme von OBE läuft noch weiter.

Zur Allgemeinstärkung, Alter: 53, weiblich

Es liegen keine akuten Beschwerden vor. Sie hatte immer Blähungen und die Nagelbettverletzung blieb offen und heilte nicht.

Die Anwendung war rein prophylaktisch und sollte den Körper stärken. Sie nahm jeden Tag 1 Teelöffel ein bis die Flasche (100ml, in ca. 6 Wochen) leer war. Keine weiteren Mittel! Nach ca. 3 Wochen hatte sie wesentlich weniger Blähungen. Sie fühlte sich sehr wohl dabei.

Sie hat den positiven Nebeneffekt durch OBE-Einnahme festgestellt und folgendes berichtet:

„Ich hatte die Nagelbettverletzung vor ca. 6 Jahren. Der Nagel vom Mittelfinger war seit ca. 5 bis 6 Jahren längs bis zur Hälfte eingerissen und gespalten und wuchs von unten hoch. Überall blieb man hängen. Entweder habe ich ein Pflaster drüber geklebt oder den Nagel so kurz geschnitten, dass Blut kam.

Ich war diesbezüglich beim Hautarzt und mir wurde gesagt, da kann man nichts machen. Man wollte mir den Nagel ganz entfernen und ich sollte mir keine Gedanken darüber machen, da der Nagel sowieso nachwachsen würde.

Während der Einnahme von OBE habe ich den Nagel gar nicht beachtet und stellte bei der Maniküre positiv fest, dass der Mittelfingernagel geschlossen nachgewachsen war. Jetzt, nach 8 Wochen ist der Nagel wieder völlig in Ordnung. Ich bin ganz begeistert. Meine Blähungen sind auch zu 90% weg. Das habe ich von OBE nicht erwartet. Soviel habe ich auf einmal von OBE profitiert. Den OBE werde ich weiterempfehlen und bei mir steht der OBE immer griffbereit – auch für meine Enkelkinder. Es sollte ein bisschen bekannter werden“.

Zur Allgemeinstärkung, Heilpraktikerin

Zum Stärken der Abwehr und zum Kennenlernen hat sie OBE 3 Mal 1 TL täglich für zwei Wochen eingenommen. Nach zwei Tagen fühlte sie sich munter und energievoller. „Gutes Aufbaumittel ist OBE“ schrieb sie.

Zur Allgemeinstärkung, Heilpraktikerin

Zum Ausprobieren und zur Prävention hat sie eine Flasche OBE mit einer Dosis 1 Mal 1 Teelöffel eingenommen. Ab der 2. Woche fühlte sie sich energievoller und leistungsfähiger.

Zum Aufbau des Immunsystems bei Cervix CA Z.n. nach OP
Alter: 32, weiblich

Sie war immer unbeschwert, sportlich und gehörte einem Fahrradclub an. Sie ist gesundheitsbewusst und war im Beruf glücklich. Bei Routineuntersuchung wurden Wucherungen im Unterleib entdeckt und die Untersuchungen ergaben Krebs des Gebärmutterhalses (Cervix-Ca). Die Lymphknoten waren nicht befallen. Bis auf einen Eierstock wurde der ganze Unterleib operiert. Nach OP wurden und werden immer wieder Chemotherapie und Bestrahlungen durchgeführt.

Sie begann mit der Einnahme von OBE, täglich 3 Mal 1 Teelöffel, zur Immunstärkung. Dank der Nahrungsergänzungsmittel u.a. Spirulina, OPC, Curcumin, vor allem seit sie OBE einnimmt, hat sie die letzte Chemotherapie gut überstanden. Ihre Haare sind nach der Chemotherapie alle geblieben und während der Chemotherapie blieb das übliche Erbrechen aus und Übelkeit verspürte sie kaum. Sie hat durchgehend essen können. Fast jeden Tag hat sie einen längeren Spaziergang gemacht. Das alles war früher während bzw. nach den Chemotherapien nicht der Fall. Sie spricht wieder von ihrem Zukunftsplan und will bald wieder ihren Beruf ausüben.

Zum Aufbau des Immunsystems, Darmkrebs Z.n. OP
Alter: keine Angabe, weiblich

Beschwerden: infektanfällig, matt, Durchfall und Bauchschmerzen. „Keine Lebensqualität mehr", sagt die Patientin, aber ganz aufgeben will sie auch nicht. Alle schulmedizinischen Maßnahmen sind abgeschlossen. Sie befindet sich z. Zt. in keinen weiteren medizinischen Behandlungen. Und nimmt nur verschiedene Nahrungsergänzungsmittel u.a. Spirulina.

Sie nimmt OBE 3 Mal täglich 1 Esslöffel regelmäßig ein. Nach 2 Wochen fühlte sie sich leistungsfähiger. Allgemeinbefinden war besser, Durchfälle waren weniger geworden und Bauchschmerzen wurden erträglich. Was sie auch festgestellt hat: Die Altersflecken sind weniger geworden.

Zur Prophylaxe, Alter: 48, weiblich

Sie wandte OBE zur Immunstärkung prophylaktisch an, da sie im Herbst unter häufigen HNO-Infekten litt.
Sie nahm OBE 1 Mal 1 Teelöffel nüchtern täglich seit Dezember 2002 ein und sie hatte keine Erkältung und Infekte im Winter gehabt.
Geringfügige Magen- Darmbeschwerden für eine Woche hatte sie bei nüchterner Einnahme bekommen, welche jedoch bei der Einnahme von OBE nach dem Essen verschwanden.

OBE-Anwendungen in der Tierheilkunde

Bakterielle Infektion, Koi

Anja Chmielewski berichtet im „KLAN koi-magazin" (Ausgabe: 03/2003) folgendes: „Im Frühjahr hatten wir vier Neuzugänge, die zu unterschiedlichen Zeiten in unterschiedlicher Weise in unseren Teich zogen. Nach Zugang des letzten Fisches passierte folgendes:
Nach 3 Tagen bekam unser Tancho „Mütze" einen netten roten Nadelstreifenanzug, da keine Verhaltensänderungen dieses Erscheinungsbild begleiteten. Dann kam das Scheuern und das Springen (Erst bei Mütze, dann beim Rest). Einen Abstrich auf Parasiten bei „Moby Dick": negativ. Nachdem „Mütze" am nächsten Tag bei Füttern wie eine rote Ampel leuchtete, fingen wir ihn doch persönlich heraus und machten noch einmal einen Hautabstrich: Wieder negativ. Wir brachten den Koi zu dem Koi-Händler, der seit 10 Jahren im Geschäft ist und sich sehr gut auskennt, ließen noch einmal ein Hautabstrich, ein Kiemenabstrich und eine optische Kiemenkontrolle durchführen. Der Befund war wieder negativ. Bei einem zufälligen Blick ins Mikroskop fragte ich den Koi-

Händler, was das denn für Punkte in der Mitte der Kieme wären. Antwort: Bakterien. Wir setzten „Mütze“ ins Quarantäne-Becken. Der erste Fisch, ein wirklich perfekter Tancho, 2,5 Jahre vom Winzling zum prächtigen Fisch herangezogen mit viel Liebe und Sorgfalt – tot.

Dem Tierarzt auf den Anrufbeantworter gesprochen. Unsere letzte Hoffnung: Anruf bei unserer Heilpraktikerin! Der Krankheitsverlauf wurde erörtert:
Die Rotfärbung des Fisches war durch die Zersetzung des Blutes durch den Erreger zu erklären. Sowohl der Erreger als auch das zersetzte Blut beeinträchtigen die Nieren. Die Stoffwechselprodukte können dann nicht mehr vollständig abgebaut werden und verbleiben im Blut. Mit zunehmender Verschlackung und ansteigender Erregeranzahl entsteht ein Juckreiz beim Fisch. Zwar können einige Stoffwechselprodukte kurzzeitig über die Kiemen ausgeschieden werden, aber eben nicht alle und auch nicht über einen längeren Zeitraum. Die Erregeranzahl und die Verschlackung nehmen so lange zu, bis der Fisch an Blutvergiftung stirbt. Und nun? Ein pflanzliches Antibiotikum aus Olivenblattextrakten war unsere kurzfristige Lösung. Was beim Menschen gut ist, kann beim Tier nicht falsch sein! Die Dosierung. Tja. Da alle Fische infiziert waren, kam nur eine Komplettbehandlung übers Futter für alle in Frage. Nachdem Überdosieren eigentlich nicht möglich war, haben wir die Dosis von 4 Tropfen für alle Fische (18 Stück zwischen 15 und 35cm) auf 10 erhöht; kombiniert mit Nieren/Blasentropfen zur Entlastung der Niere in viel Vitamintropfen verteilt, damit jede Futterkugel (Wheat Germ) auch benetzt war. Da „Gröni“ uns am meisten Sorgen machte (er stand nur noch in der Ecke ohne jedoch Anzeichen von äußerlichen Krankheitssymptomen zu haben), bekam er eine Extra Dosis in Form von mit Olivenblattextrakt gespritzten Regenwürmern (4 Stück mit 5 Tropfen pro Tag).
Am nächsten Tag stellte sich heraus, dass er eine bakterielle Entzündung der Rückenflosse (weiße Verdickungen, die sich auflösten) im Anmarsch hatte, die er aufgrund der schwarz-weiß-schraffierten Flosse geschickt durch Anlegen vor uns verborgen hatte. Doch offenbar hatte das Mittel so gut gewirkt, dass er einen Tag später mit den anderen Fischen seinem ganz normalen „Teichgeschäft“ wieder nachkam und uns mit Aufstellen der Rückenflosse sein Malheur zeigte. Nach ca. einer Woche, als dann endlich auch der Tierarzt vorbeikam, war bis auf zwei kleine Stellen an der Rückenflosse nichts mehr zu sehen. Wir waren trotzdem froh. Die Fische waren wieder ganz normal.
Die Scheuerreaktion war oft bei pflanzlichen Mitteln beschriebene Erstverschlimmerung (Herxheimer-Jarisch-Reaktion), die nach einiger Zeit mit Schlacken Herr wird…“

Federverlustsyndrom durch Pilzbefall, Papagei

Symptome: Federverlust und fast ganz nackt

Der Papagei bekam 5 Tropfen OBE im Trinkwasser täglich.
Nach 2 Monaten ist feiner neuer Federflaum nachgewachsen.

Bauchspeicheldrüsenentzündung, Vögel

Symptome: mager, kränker nach dem Eierlegen

5 Tropfen wurden täglich ins Trinkwasser gegeben.
Nach ca. 14 Tagen trat die erste Verbesserung auf. Das Gewicht nahm langsam zu, allgemeines Wohlbefinden war besser. Die Einnahme läuft weiter.

Arthritis am linken Bein, Hund

Symptome: Rötung und Entzündung am linken Bein,
teilweise hinkend, Laufschwierigkeit

Anfangs wurde dem Hund OBE immer teelöffelweise mehrmals täglich gegeben. Später erhielt er nur 1 Mal 1 Esslöffel am Tag OBE für weitere 6 Wochen. Nach ca. 2 Tagen konnte er wieder normal laufen und nach ca. 5 Tagen verschwanden auch die Rötung und Entzündungen.

Anm..
Olivenblattextrakt (kurz: OBE)
Olivenblattextrakt-Creme (kurz: OBE-Creme)
Flasche = FL; Teelöffel = TL; Esslöffel = EL; beiderseits = bd.; Zustand nach = Z.n
Massangabe: 1TL = 5ml ; 1EL = 10ml)

Hinweis: Die Anwendungserfahrungen mit Olivenblattextrakt sind über einzelne Fälle naturgemäß schwer zu überprüfen bzw. objektiv zu beurteilen.

Neue Erkenntnisse /Thesen und neue Ansatzmöglichkeiten

Immer häufiger sehen Forscher der modernen Medizin in Mikroorganismen (äußerliche und innerliche) die grundlegende Ursache bzw. den Auslöser für die Entstehung von Krebs, Autoimmunerkrankungen und sogar Herzinfarkten. Beispielgebend auf diesem Gebiet sind der deutsche Biologe und Zoologe Prof. Dr. Günther Enderlein (1872-1968) mit seiner Endobionten-Theorie, die russische Wissenschaftlerin Tamara Lebedewa mit ihrer Trichomonaden (einzellige Parasiten) –Theorie und Prof. Dr. Nicholson aus den USA mit seinen Studien zur Golf War Illness. Nicholson macht Mycoplasmen (sehr kleine Bakterien ohne Zellwand) als Ursache bzw. Co-Faktor verantwortlich für multiple Beschwerdebilder wie Fibromyalgie und CFS (Chronisches Erschöpfungssyndrom).

Eine aktuelle Hypothese geht davon aus, dass Chlamydien, - sehr kleine Bakterien-, bei der Entstehung von Gefäßverkalkung (Arteriosklerose) und Herzinfarkt beteiligt sind.

Einige Viren wie zum Beispiel die PAPOVA-Viren, das Herpes-simplex-Virus, das Zytomegalievirus, das Epstein-Barr-Virus und die Hepatitis-B und -C Viren sowie Retroviren werden für verschiedene Tumore verantwortlich gemacht.

Außerdem ist in den USA die antibiotische Therapie schon Standard für die Behandlung entzündlicher rheumatischer Krankheiten, wie Rheumatische Arthritis, Sklerodemie, Lupus, juvenile (jugendliche) chronische Arthritis, Polymyositis und Morbus-Bechterew. Die antibiotische Therapie beruht auf der Auffassung, dass all diese Erkrankungen einen infektiösen Ursprung haben, vornehmlich Mycoplasmen und andere L-Form-Bakterien. Mittels niedrig dosierter Antibiotika, speziell aus der Familie der Tetracycline, werden die Krankheiten an ihrer Wurzel gepackt. Diese Therapie erwies sich gegenüber konventionellen Therapien mit Cortison oder Immunsuppressiva als überlegen.

Wenn man von den oben genannten Thesen und neu gewonnenen Erkenntnissen der Forschung ausgeht, lässt sich annehmen, dass Olivenblattextrakt mit seiner stark antimikrobiellen, entzündungshemmenden Wirkung in der modernen Medizin seinen festen Platz finden und eine neue Renaissance erleben wird. Olivenblattextrakt kann neue Wege bei der Behandlung vieler schwerer, heute noch als unheilbar geltender Krankheiten aufzeigen.

Glossar

Aldehyde
Aldehyde sind chemische Verbindungen und entstehen bei der Oxidation/Dehydration von Alkoholen. Der Alkohol gibt zwei Wasserstoffatome ab. Es bildet sich eine Doppelbindung zwischen dem Sauerstoff und der Kohlenstoffkette.

Alkaloide
Alkaloide sind Stickstoffhaltige pflanzliche Inhaltsstoffe und die wirksamsten sekundären Pflanzenstoffe, oft mit schmerzlindernder, Halluzinationen (Sinnestäuschungen) erzeugender oder giftiger (in hohen Dosen) Wirkung. Alkaloide beeinflussen das zentrale Nervensystem.

analgetisch
schmerzbekämpfend

antiarrhythmisch
herzrhythmusregulierend

antibakteriell
Mittel, die das Wachstum von Bakterien beeinflussen, indem sie sie entweder vernichten (bakterizid) oder das Wachstum hemmen (bakteriostatisch).

antibiotisch
Mittel gegen Infektionen durch Kleinerreger (Bakterien und Pilze).

antiinfektiv
Mittel gegen alle Infektionserreger.

antikarzinogen
krebshemmend bzw. tumorentstehungshemmend.

antimikrobiell
Oberbegriff für die Mittel, die Wirkung zur Abtötung oder Wachstumshemmung von Mikroorganismen aufweisen.

antimykotisch
Mittel, die das Wachstum von Pilzen beeinflussen, indem sie sie entweder vernichten (fungizid) oder das Wachstum hemmen (fungistatisch).

antioxidativ
oxidationshemmend

antiphlogistisch
entzündungshemmend

antipyretisch
fiebersenkend

antiseptisch
Mittel, die die Hemmung oder Vernichtung von Infektionserregern in Wunden erreichen.

antithrombotisch
Einer Thrombose entgegenwirkend, blutgerinnungshemmend.

antiviral
Mittel, die Viren abtöten (viruzid) oder die Vermehrung von Viren hemmen (virustatisch).

Antioxidantien

Natürliche oder synthetische Substanzen, die die Zellen des Organismus und auch die Lebensmittel vor Schädigung durch Einwirkung von Sauerstoff schützen, heißen Antioxidanten (so genannte Radikalfänger). Ihre Wirkung beruht auf der Fähigkeit, die durch Sauerstoff eingeleitete chemische Reaktion zu verzögern oder abzubrechen bzw. überschüssige freie Radikale zu neutralisieren (zum Beispiel Verhinderung des Ranzigwerdens bei Ölen und Fetten), indem sie Elektronen abgeben oder Wasserstoffatome aufnehmen.

Es kann unterschieden werden zwischen enzymatischem und nichtenzymatischem antioxidativem Abwehrsystem.

Enzymatisches, antioxidatives Abwehrsystem

- Superoxid-Dismutasen (SOD)
- Glutahion-Peroxidasen (GLP)
- Glutathion-Reduktatasen oder Katalasen (GLR)
- Lycopen

Nicht-Enzymatisches, endogenes antixidatives Abwehrsystem (Blutbarriere)

- Albumin (Eiweiß)
- Urat (Salz der Harnsäure)
- Bilirubin (Abbauprodukt des Hämoglobin)
- Harnsäure (Metabolit des Körpers)
- Glutathion (Eiweißbaustein, in Form von SAG: S-Acetylglutathion)

Nicht-Enzymatisches, exogenes antioxidatives Abwehrsystem (nur Fänger der freien Radikale)

- Phytamine (sekundäre Pflanzenstoffe)
- Ubichinon (Coenzym Q10)
- Vitamin E
- Squalen
- Vitamin C
- einige Carotinoide wie zum Beispiel ß-Carotin
- Spurenelemente: Selen, Mangan, Kupfer, Zink, Eisen

Lebende Organismen verfügen deshalb über zahlreiche antioxidative Strategien, um eine unkontrollierte Bildung und Anhäufung von freien Radikalen im Organismus zu verhindern.

Ätherische Öle

Ätherische Öle sind stark riechende, ölartige Flüssigkeiten, die an der Luft ohne Rückstände leicht verdunsten (ätherisch heißt flüchtig, leicht verdampfend). Sie sind in Alkohol und Benzin löslich, nicht jedoch in Wasser. Man findet sie in sehr vielen Pflanzen. Sie sind verantwortlich für den charakteristischen Geruch und Geschmack. Meist bestehen sie aus einer Mischung vieler Einzelstoffe. Ihr Wirkungsspektrum weist je nach Pflanzen folgende Eigenschaften auf:

- entspannend, belebend, erfrischend, klärend
- geschmacksverbessernd, blähungstreibend, appetitanregend, verdauungsfördernd, harntreibend
- hautreizend, auswurffördernd
- kreislaufanregend, durchblutungsfördernd, krampflösend
- desinfizierend und antibiotisch, entzündungshemmend, schmerzlindernd
- schleimproduktionstimulierend

Die Gruppe der Ätherischen Öle nimmt einen wichtigen Platz unter den therapeutisch wirksamen Bestandteilen von Heilpflanzen ein. Sie dienen beispielsweise therapeutischen Zwecken bei der Behandlung von Atemwegserkrankungen. Ihre keimtötende Wirkung reicht beispielsweise bei Infektionskrankheiten an die synthetisierten Antibiotika heran. Sie können Reizungen und allergische Reaktionen der Haut und Atemwege bei zu hoher Konzentration hervorrufen.

Autoimmunerkrankung

(griech. autos = selbst, eigen)

Hierbei handelt es sich um Erkrankungen, bei denen sich Zellen des Immunsystems nicht nur, wie von ihnen erwartet, gegen körperfremde, sondern fälschlicherweise auch gegen körpereigene Zellen richten. Der Entstehungsmechanismus für Autoimmunerkrankungen ist bis heute nicht abschließend geklärt. Es wird davon ausgegangen, dass sie auf Grundlage von Infektionen mit Bakterien, Viren und/oder anderen Mikroorganismen entstehen, deren antigene Strukturen teilweise identisch mit denen von körpereigenen Zellen sind. Durch die Reaktion des Immunsystems auf die Erreger-Antigene kommt es zur Bildung von Antikörpern, die auch gegen das körpereigene Gewebe gerichtet sind (=Kreuzreaktion). Verbleiben diese Autoantikörper auch nach dem Abklingen der Infektion im Blut, entwickeln sich chronische Erkrankungen, die in der Regel in Schüben verlaufen und verschiedene Organe und Gewebe betreffen können. Beispiele für solche Autoimmunerkrankungen sind Multiple Sklerose, Systemischer Lupus erythematodes, Rheumatoide Arthritis, Morbus Basedow und Sklerodermie.

Bitterstoffe
Als Bitterstoff wird im Allgemeinen alles bezeichnet, was bitter schmeckt. Bitterstoffe sind keine einheitliche chemische Gruppe, sondern zeichnen sich nur durch ihren Geschmack aus. Sie steigern die Magen- und Gallensaftsekretion und wirken damit appetitanregend, verdauungsfördernd und entzündungshemmend. Bitterstoffe kommen in zahlreichen Pflanzen vor, auch solchen, die als Heilpflanzen verwendet werden.

Blut-Hirn-Schranke
Als Blut-Hirn-Schranke werden Membranen an den Kapillaren des Zentralnervensystems bezeichnet, durch die der Stoffaustausch mit dem Blut einer starken Kontrolle unterliegt. Ihre Aufgabe ist es, unerwünschte, schädliche Stoffe aus den Blutgefäßen vom Gehirn fernzuhalten. Fettlösliche Substanzen wie z.B. Nikotin, Heroin oder Alkohol können allerdings passieren.

Brucellose
Die Brucellose, auch Maltafieber genannt, ist eine fieberhafte Erkrankung, die ihren Namen von der Bakteriengattung Brucella hat. Die wichtigsten Erreger sind B. Abortus, B. melitensis und B. suis. Infektionen in Deutschland sind sehr selten. Die meisten Infektionen werden im Ausland erworben. Eine Übertragung von Mensch zu Mensch ist unwahrscheinlich. Die Erreger werden durch den Kontakt mit infizierten Tieren, eventuell auch durch kontaminierte Milch oder Käse übertragen. Sie gehört zu den meldepflichtigen Krankheiten des Robert Koch-Instituts.

Derivat
Als Derivat wird in der Chemie ein abgeleiteter Stoff ähnlicher Struktur bezeichnet.

DNA
DNA ist die Abkürzung von dem englischen Wort „Desoxyribonucleinic acid“ (Desoxyribonukleinsäure), die Erbsubstanz im Zellkern.

doppelblind
Methode und Anordnung für die Durchführung klinischer Studien zum Testen der Wirksamkeit von Arzneimitteln. Um Beeinflussungen zu vermeiden, wissen weder Studienteilnehmer noch Mediziner, wer welche Probe gerade erhält. Dieses Verfahren bezeichnet man als doppelblind.

Droge
Pharmazeutischer Begriff für getrocknete Arzneipflanzen oder Pflanzenteile. Unterschieden werden Bulbus (Zwiebel), Cortex (Rinde), Flores (Blüten), Folia (Blatt), Fructus (Früchte), Herba (Kraut: Blatt, Blüte und Stängel), Lichen (Flechten), Lignum (Holz), Radix (Wurzel), Rhizoma (Wurzelstock), Semen (Samen). Nicht zu verwechseln mit dem umgangssprachlichen Wort für Rauschmittel.

Drogen-Extrakt-Verhältnis (DEV)

Wichtige Kenngröße für die Qualität standardisierter pflanzlicher Arzneimittel. Das DEV gibt an, wie viel Droge zur Herstellung des Extraktes benötigt wurde. Beispiel Baldrianpräparat: „1 Dragee enthält 100 mg Extr. Valerianae e rad. spir. siccs (3-6:1), Auszugsmittel 70% Ethanol". Das bedeutet, dass ein Dragee 100 mg Baldrianwurzel-Trockenextrakt enthält, der mit 70-prozentigem Ethanol hergestellt worden ist und bei dem ein Teil Extrakt drei bis sechs Teilen Droge entspricht (100 mg Extrakt entsprechen damit 300 bis 600 mg Droge). Ein normiertes Präparat fügt hinzu, wie viel Gramm des Hauptwirkungsstoffes gewährleistet wird. Arzneimittel ohne DEV-Angabe sind wenig verlässlich.

Eicosanoide

Eicosanoide stellen eine komplexe Familie mit zahlreichen, aus 20 Kohlenstoffen bestehenden Molekülen (eikosi bedeutet auf Griechisch 20) dar, die von ungesättigten Fettsäuren abgeleitet werden. Die wichtigste dieser Fettsäuren ist Arachidonsäure. Diese Moleküle verhalten sich einerseits wie Vermittlerstoffe zwischen den Zellen und lokale Hormone und übernehmen zahlreiche physiologische und physiopathologische Aufgaben und zwar insbesondere in schmerzhaften entzündlichen Prozessen.

Entzündungen

Eine Entzündung (lat. Inflammatio) ist eine Abwehrreaktion des Organismus auf innere oder äußere Reize (zum Beispiel Druck, Fremdkörper, Strahlen, Mikroorganismen oder krankhafte Stoffwechselprodukte). Dabei kommt es zu Rötung, Erwärmung, Schwellung, Schmerzen und Funktionsstörungen. Durch Vermittlung hormonähnlicher Wirkstoffe werden verschiedene Abwehrsysteme des Körpers aktiviert. Eine der stärksten entzündlichen Reaktionen wird durch so genannte Mastzellen vermittelt. Dabei lösen bestimmte Krankheitserreger oder Fremdkörper die Bildung von IgE-Antikörpern aus, die sich wiederum an Mastzellen binden, so dass es zu einer Reaktion zwischen Mastzellen und Krankheitserregern kommt. Mastzellen enthalten Substanzen wie Histamin, Serotonin, Heparin und verschiedene Enzyme, die als Entzündungsmediatoren (=Entzündungsvermittler) bezeichnet werden. Die verschiedenen in den Mastzellen gespeicherten Enzyme bewirken die Produktion weiterer Entzündungsmediatoren wie Prostaglandine, Leukotriene und Bradykinin, die die Entzündungsreaktion verstärken. Zu den wichtigsten Entzündungsmediatoren zählen Prostaglandine und Leukotriene. Insbesonders bei chronisch verlaufenden Entzündungen haben die Patienten erhöhte Leukotrienwerte. Eine wesentliche Rolle spielt vor allem Leukotrien B4 (LTB4), für dessen Entstehung das Enzym 5-Lipoxygenase wichtig ist.

Flavonoide

Flavonoide sind natürliche Farbstoffe der Pflanzen, die zur Gruppe der Polyphenole gehören. "Flavus = blond, gelb" ist die aus dem lateinischen abgeleitete Vorsilbe für gelbe Verbindungen. Bei den Flavonoiden handelt sich also um die gelben bis orangefarbenen Blütenfarbstoffe. Zusammen mit den anderen bekannten Pflanzen-Farbstoffen, den Carotinoiden und den Betainen, bestimmen die Flavonoide mit welcher Farbe die Pflanzen die Insekten anlocken. Gleichzeitig wehren sie aufgrund ihres bitteren Geschmacks schädliche Pilze und Schnecken erfolgreich ab. Die Wirkung auf den Menschen ist vielfältig und von den einzelnen Inhaltsstoffen abhängig:

- Schutz vor Infektionen, vor Herz-Kreislauf-Leiden, Gefäßleiden
- Verbesserung der peripheren Durchblutung der Kapillaren
- Vorbeugung gegen frühzeitige Alterung und gegen verschiedene Krebserkrankungen
- entzündungshemmend
- Verbesserung des Sehvermögens
- krampflösend

Sie sind wertvolle Heilmittel zum Beispiel gegen Krampfadern, Durchblutungs- und Kreislaufbeschwerden. Außerdem fördern sie die Aufnahme von Vitamin C, D und Calcium in den Körper. Die wichtigsten Substanzen dieser Gruppe sind Rutin und Hesperidin.

Freie Radikale

Die Radikale entstehen bei der Atmung, sie sind, genauer gesagt, instabile Reaktionsprodukte aus der Zellatmung. Jedes Lebewesen, das atmet, produziert bei der Atmung freie Radikale, die sich per Kettenreaktion im Körper ausbreiten. Freie Radikale sind Atome oder Moleküle mit einem oder mehreren ungepaarten Elektronen (elektrisch geladene Sauerstoffmoleküle).

Bis zu einem gewissen Grad sind freie Radikale dem Menschen nützlich: sie wehren Mikroorganismen ab und bauen Fremdsubstanzen ab.

Sie sind reaktionsfreudig und versuchen mit „aller Gewalt", das ihnen fehlende Elektron aus der nächst erreichbaren Struktur herauszureißen, um ihren unvollständigen Teilchen zu vervollständigen. Daher sind Freie Radikale hochaggressiv und wenn sie überschüssig im Körper sind, zerstören sie Zellbausteine, Membranen und Erbsubstanz. Grundsätzlich ist der Organismus in der Lage, über eigene Abwehrmechanismen diese hochreaktiven Substanzen unschädlich zu machen, vorausgesetzt, dass das Gleichgewicht zwischen Radikalentstehung (Oxidation) und Radikalneutralisierung (Antioxidation) im Körper vorhanden ist. Die meisten in den Industriestaaten lebenden Menschen haben mehr freie Radikale in ihrem Körper, als gesund ist. Wie schnell wir „innerlich rosten" ist einerseits von der Qualität unseres

Erbmaterials (körpereigene Enzyme), andererseits von der Lebensweise, insbesondere der Ernährung abhängig.

Gerbstoffe

Es gibt pflanzliche, aber auch mineralische und synthetische Gerbstoffe. Sie sind chemisch verwandt mit Flavonoiden. Gerbstoffe können verschiedenen Stoffklassen zugehören, die aber alle meist sauren, phenolischen Charakter haben und Eiweiße binden. Sie lassen Eiweiß gerinnen und durch diese Eigenschaft wandeln sie, wenn sie in hoher Konzentration eingesetzt werden, tierische Haut in Leder um, was zum Beispiel die Fäulnis verhindert. Auf dieser Eigenschaft beruht auch ihre medizinische Einsetzbarkeit: Die obersten Hautschichten werden gegerbt und dadurch Schwellungen und Entzündungen, Ekzeme, Frostbeuteln und Mundfäule zum Abklingen gebracht. Ebenso gut wirken sie innerlich. Die Gruppe der Gerbstoffe nimmt einen wichtigen Platz unter den therapeutisch wirksamen Bestandteilen von Heilpflanzen ein. Sie wirken zusammenziehend, entzündungshemmend, antibakteriell, antiviral, gegen Durchfall und neutralisieren Gifte, zum Beispiel im Mund und Rachenbereich, in entzündeten Schleimhäuten. In höherer Dosierung wirken sie jedoch oft selbst schädlich. Die Konzentration entscheidet über gut und „böse" in der Anwendung.

Glycerin (griech.: glycis = süß)

Es ist ein 3wertiger Alkohol, eine farb- und geruchlose, zähe und süß schmeckende Flüssigkeit, natürlicher Bestandteil pflanzlicher und tierischer Fette, zum Beispiel von Olivenöl und Koskosfetten. Glycerin wird durch Verseifung gewonnen.

Glykoside

Glykoside sind eine große Stoffgruppe von hochwirksamen Stoffen, die vom chemischen Charakter und Wirkungsspektrum her sehr unterschiedlich sind. Ihre Gemeinsamkeit ist, dass sie sich aus zwei strukturellen Teilen zusammensetzen. Eine Komponente enthält Zucker, zum Beispiel Glukose. Diese ist wirkungslos, beeinflusst jedoch die Löslichkeit der Glykoside und verbessert damit die Aufnahme und den Transport der Glykoside zu den bestimmten Organen. Der zuckerfreie Bestandteil Aglykon beeinflusst die therapeutische Wirkung. Viele Glykoside sind gebräuchliche pflanzliche Arzneistoffe und werden zum Beispiel in Abführmitteln und Herzmitteln verwendet.

Da in der Heilkunst Glykoside in ihrer Wirkung sehr unterschiedlich sind, werden sie in folgende Untergruppen aufgeteilt:

- Herzglykoside: sie sind die wichtigste und wirksamste Gruppe unter ihnen und befinden sich vor allem in Giftpflanzen und in geringerer Menge in anderen Pflanzen. Sie haben eine starke Wirkung auf das Herz, indem sie seine Aktivität steigern oder, wenn nötig, die Kontraktionskraft erhöhen. Sie wirken aber auch harntreibend und sorgen dafür, dass Flüssigkeit aus dem Gewebe und dem Kreislaufsystem in den Harntrakt über führt wird, was wiederum zu einer Blutdrucksenkung führt

- Saponinglykoside oder Saponine: siehe Saponine

- Phenolglykoside: wirken unter anderem antiseptisch und schmerzstillend

- Farbstoffglykoside oder Flavonoide: siehe Flavonoide

- Senfölglykoside: eine Gruppe schwefeliger und stickstoffhaltiger chemischer Verbindungen. Sie haben einen scharfen Geruch und wirken bei äußerlicher Anwendung hautreizend

Hydrolyse
Hydro (gr. = Wasser) lysis (gr. = Lösung). Spaltung von chemischen Verbindungen unter Wasseraufnahme.

Hypoglykämie
erniedrigter Blutzuckerspiegel

hypotensiv
blutdrucksenkend

Immunsystem
Der Körper verfügt über ein kompliziertes Immunsystem und ist mit erstaunlichen Fähigkeiten ausgestattet. Stoffe, die im Körper nichts zu suchen haben, werden von diesem System mit großer Genauigkeit erkannt und eliminiert. Es ist eine Ansammlung von Zellen verschiedener Zelltypen, die im Thymus, im Blut, in der Lymphe, in Lymphknoten und in der Milz vorkommen, die intensiv miteinander kommunizieren und zusammen die eindringenden Mikroorganismen (Bakterien, Viren, Pilze, Parasiten) und von diesen produzierten Stoffe abfangen und vernichten. Man unterscheidet dabei zwei Systeme, die eng zusammenarbeiten. Das so genannte unspezifische (angeborene) Abwehrsystem richtet sich ganz allgemein gegen eingedrungene Krankheitserreger und versucht sie - unabhängig von der Art der Erreger und der auslösenden Erkrankung - abzutöten. Das zweite System ist das spezifische (erworbene) Abwehrsystem. Es geht viel gezielter gegen Krankheits-

keime vor, indem es - entsprechend dem Aufbau des jeweiligen Erregers - spezielle Gegengifte (sog. Antikörper) bildet, mit deren Hilfe die Krankheit überwunden wird. In den Zellen des Abwehrsystems bleibt in manchen Fällen eine Art "Erinnerung" an die überstandene Krankheit zurück, so dass bei erneutem Kontakt sofort die wirksamen Antikörper produziert werden können. Bei solchen Erkrankungen wird bei Erstkontakt eine Immunität aufgebaut; diese Krankheiten bekommt man meistens nur ein Mal im Leben.

in vitro

lat. im (Reagenz-)Glas, in Kultur und im Labor.

in vivo

lat. im Lebewesen, im lebendigen Organismus.

i.p. (intraperitoneal)

Innerhalb des Bauchfellraumes, zum Beispiel eine Injektion durch das Bauchfell in die dahinter liegende Bauchhöhle.

Iridoide (Iridoidglykosid)

Die Iridoide sind nach der Ameisengattung Iridomyrmex benannt und sind cyclopentanoide Monoterpene. Iridoide finden sich auch in vielen Pflanzenfamilien. Sie sind häufig für die beim Trocknen auftretende schwarze Färbung verantwortlich. Manche Pflanzen synthetisieren Iridoide als Abwehrstoffe gegen Schnecken und Pilzerkrankungen. Iridoide spielen weltweit in der Phytotherapie eine wichtige Rolle. Ihnen werden antioxidative entzündungshemmende, insektizide antimikrobielle und antileukämische, laxative und diuretische Wirkungen nachgesagt.

Leukotriene

Leukotriene sind Gewebshormone. Bereits in geringsten Mengen wirken sie als Botenstoff bei Entzündungen bzw. allergischen Reaktionen. Sie spielen eine wichtige Rolle bei chronisch-entzündlichen Erkrankungen der Gelenke und des respiratorischen Systems, hauptsächlich Asthma bronchiale.

LD50 (letale Dosis 50)

Es handelt sich um einen Begriff aus dem Bereich der Toxikologie, der ein Maß für die Giftigkeit einer Substanz darstellt. Der so genannte LD50-Wert (letale, -tödliche-, Dosis) bestimmt, die Menge eines Schadstoffes, die bei einmaliger Gabe den Tod von 50% der Versuchstiere zur Folge hat. Der LD50 ist ein Maß für die akute Giftigkeit (Toxizität) einer chemischen Substanz (wie z.B. eines Medikaments) und wird üblicherweise in "mg/kg Körpergewicht" angegeben. Das Maß wird seit 1927 benutzt. Je niedriger der LD50-Wert, desto giftiger ist ein Stoff.

Monoterpene

Monoterpene zählen zu Terpenen. Die Pflanzen synthetisieren Monoterpene in großer Menge, als Botenstoff zwischen Pflanzen und als Verdunstungsschutz. Diese duftenden Naturstoffe werden in der Volksmedizin in großem Umfang angewendet. Die heilende Wirkung dieser duftenden Naturstoffe wird ihren antibiotischen Eigenschaften zugeschrieben. Insgesamt sind für die Monoterpene einige Hundert verschiedene Strukturen bekannt. Im Olivenblatt enthalten sind zum Beispiel Elenoside und Ligstroside. Hustenbonbons enthalten oft Menthol oder Eukalyptol.

Sie üben auf den Organismus einen Reiz aus, wie man sie auch durch Impfungen herbeizuführen versucht. Sie kurbeln die Produktion von entzündungshemmenden Stoffen an und fördern die Herstellung von Kortisol, einem Hormon der Nebennierenrinde. Dadurch können die Monoterpene sowohl Entzündungen und Allergien als auch Schmerzen entgegenwirken. Darüber hinaus können Monoterpene eine Stimmungsaufhellung herbeiführen.

Oxidativer Stress

Verschiebt sich das Gleichgewicht zwischen freien Radikalen und der antioxidativen Kapazität des Organismus zugunsten der freien Radikalen, so spricht man von „oxidativem Stress". Oxidativer Stress kann bis zu einem gewissen Grad toleriert werden, solange die Balance von Oxidantien und Antioxidantien wiederhergestellt werden kann. Wird dieser Toleranzbereich überschritten, können schwere Zellstoffwechsel-Störungen inklusiv DNA-Strangbrüchen, Schäden an transmembranösen Ionen-Transportersystemen und anderen Proteinen sowie Lipidperoxidationen entstehen. Daraus folgen Zellschäden bis hin zum Zelltod.

Phagozytose

Die Phagozytose gehört zu den wichtigsten Abwehrmechanismen des Organismus gegen eindringende Fremdstoffe, wie z.B. Bakterien, und kann nur von bestimmten Abwehrzellen (Makrophagen, Granulozyten und Monozyten) ausgeübt werden. Bei der Phagozytose werden die Fremdstoffe von diesen Abwehrzellen aufgenommen und dann im Zellinneren durch Enzyme zerstört und abgebaut. Die Aufnahme dieser Fremdstoffe durch die Abwehrzellen erfolgt durch die Vermittlung von IgG- und IgM-Antikörpern.

Polyphenole

Polyphenole gehören zu den bioaktiven Substanzen in Pflanzen, Obst und Gemüse, die in verschiedene einzelne Stoffklassen unterteilt werden. Sie bestehen meistens aus ringförmigen Molekülen und sind imstande Elektronen leicht aufzunehmen. Man unterscheidet zwei Gruppen:

- Phenolsäuren: Sie sind für den individuellen Geschmack der Pflanzen und von Obst und Gemüse zuständig.
- Flavonoide: Sie sind für die verschiedenen Farben der Pflanzen und von Obst und Gemüse zuständig.

Der Gehalt von Polyphenolen und Flavonoiden kann in Früchten und Gemüse sehr verschieden sein. Er hängt beispielsweise von der Pflanzensorte, vom Klima und Erntemonat ab. Polyphenole haben ein besonders breites Spektrum gesundheitsfördernder Wirkungen:

- verringertes Risiko für Herzkrankheiten und Schlaganfälle
- Stärkung der Blutgefäße
- Stärkung des Immunsystems (zum Beispiel gegen virale Infektionen)
- verringertes Risiko für Krebserkrankungen
- Schutz vor altersbedingten Sehstörungen (Makula-Degenration, Katarakt)
- Linderung von Heuschnupfen, Sinusitis und Asthmasymptomen
- Linderung von entzündlichen Prozessen (Haut, Gelenke, Muskeln)
- Linderung von menopausalen Beschwerden (zum Beispiel Hitzewallungen)

Phytamine

Der Begriff „Phytamine“, auch sekundäre Pflanzenstoffe genannt, umfasst all die pflanzlichen Stoffe, die sehr unterschiedliche Substanzen sind und in den Pflanzen meist nur in geringer Konzentration vorkommen. Darunter fallen Farbstoffe, Abwehrstoffe gegen Krankheiten und Schädlinge und Wachstumsregulatoren. Ähnlich wie Vitamine haben sie eine physiologische Bedeutung für den Menschen und seine Gesundheit und sind biologisch aktiv. Sie werden verschiedenen Gruppen zugeordnet:

Polyphenole

(meistens gelbe, rote bis violettblaue Farbstoffe der Pflanzen),

Carotinoide (natürliche gelb-orange bis grüne Farbstoffe)
Glukosinolate (Geschmacksstoffe)
Phytosterine (Hormonbausteine aus Pflanzen oder Hefen)
Saponine (seifenartige Verbindungen)
Terpene (Aromastoffe)
Phyto-Östrogene (natürliche pflanzliche Hormone ähnlich den Sexualhormonen)
Sulfide (schwefelhaltige Substanzen)
Protease-Inhibitoren (Stoffe, die die Proteinzerlegung hemmen)
Phytinsäuren (speichert Phosphat)

Die dazu gehörenden Stoffe sind in den Pflanzenarten und einzelnen Pflanzen, je nach Standort und Wachstumsbedingungen, unterschiedlich konzentriert und zusammengesetzt.

Seit etwa 10 bis 20 Jahren können die Wirkstoffe der Pflanzen durch verbesserte Analysemethoden untersucht werden. Bisher sind etwa 30.000 bekannt; davon kommen 5.000 bis 10. 000 in der Nahrung vor. Pflanzenextrakte aus bestimmten Pflanzenarten und -teilen (zum Beispiel Blätter, Wurzeln etc.) der Naturheilkunde enthalten oft eine Vielzahl solcher Stoffe.

Phytamine wirken im Menschen wie Medikamente. So werden ihnen beispielsweise antikanzerogene und antioxidative Wirkungen zugeschrieben. Außerdem sollen sie zur Immunsystemanregung, Entzündungshemmung, Blutdruckregulierung, Cholesterinsenkung und Verdauungsförderung beitragen.

Plasmid
In Bakterien und Hefen vorkommende, kleine ringförmige DNA-Moleküle werden unter natürlichen Bedingungen zwischen verschiedenen Zellen ausgetauscht. Häufig tragen Plasmide Gene für Resistenzfaktoren (zum Beispiel gegen Antibiotika), die den Trägern einen Selektionsvorteil vermitteln.

Plasmidtransfer
Austausch von Plasmiden zwischen Bakterien. Die Übertragung auf andere Mikroorganismengruppen und auch höhere Lebewesen ist zwar viel weniger wahrscheinlich aber prinzipiell möglich.

Prostaglandine
Prostaglandine sind Gewebshormone aus mehrfach ungesättigten Fettsäuren wie z.B. Linolsäure, Linolen- und Arachidonsäure, die im Körper gebildet werden. Sie sind eine Unterklasse der Eikosanoide. Es gibt mehr als zehn verschiedene Prostaglandine.
Sie senken den Blutdruck, beeinflussen die glatte Muskulatur (Muskulatur, die vom Menschen nicht willentlich beeinflusst werden kann) und wirken auf die Blutgerinnung. Vor allem die Prostaglandine Thromboxan und Prostacyclin wirken vorbeugend auf Herz- und Gefäßkrankheiten.

karzinogen
krebserzeugend

randomisiert

Bezeichnung eines Anwendungsverfahrens nach Zufallsprinzip. Der Begriff wird vor allem in der Statistik und der Pharmakologie verwendet, zum Beispiel eine randomisierte klinische Prüfung.

Reverse Transkriptase

Enzym, das die Retroviren mitbringen, um den Kopiervorgang von der einsträngigen Virus-RNA in DNA umschreiben zu können. Dieser Schritt ist notwendig, damit die Erbinformation der Retroviren in das Genom (genetischen Informationsträger) der menschlichen Zelle eingebaut werden kann. Den Wirtzellen fehlt dieses Enzym, das ein umgekehrtes Abschreiben der Erbinformation bewirkt.

Rezeptoren

Empfangsstellen in der Zellmembran für spezifische Wirksubstanzen wie Neurotransmitter, Botenstoffe, Hormone etc.; auch als Erkennungsorgane auf Zelloberflächen, an die sich Viren anheften.

RNA

Die Abkürzung von dem englischen Wort „Ribonucleinic acid“ (Ribonukleinsäure), hochmolekulare Kernsäure, die die Erbinformation der DNA übernimmt und in der Zelle umsetzt.

Saponine

Saponine sind eine spezielle Form pflanzlicher Glykoside und gehören zu der großen Gruppe der sekundären Pflanzenstoffe. Saponine sind meist bitter schmeckende Verbindungen, die oberflächenaktive Eigenschaften besitzen und in wässriger Lösung Schaum bilden. Von dieser Eigenschaft stammt ihr Name ab, lateinisch "sapo“ heißt Seife. Sie werden fast ausschließlich von Pflanzen gebildet. Saponine haben eine ähnliche Funktion wie Seifen. Sie "putzen“ den Körper von innen. Die Saponine als Untergruppe der Gruppe der Glykoside nehmen einen wichtigen Platz unter den therapeutisch wirksamen Bestandteilen von Heilpflanzen ein. Sie wirken stärkend, entzündungshemmend, harntreibend, schleimtreibend/schleimlösend und hormonstimulierend. Außerdem unterstützen sie die Aufnahme anderer Inhaltsstoffe aus dem Darm und binden andererseits Cholesterin im Darm, so dass das Cholesterin ausgeschieden wird, bevor es sich im Körper ansammeln und ablagern kann. Daher spielen Saponine auch eine wichtige Rolle im Fettstoffwechsel. Man vermutet auch eine präventive Wirkung gegen Darmkrebs durch eine hemmende Wirkung auf die Zellteilung im Darm.

Saponine als Adjuvans zur Verbesserung der Immunantwort auf Impfungen ist Gegenstand derzeitiger Untersuchungen.

Physiologische Wirkung, vorwiegend im Magen-Darm-Trakt:

- senken Cholesterin, wirken Fettstoffwechselstörungen entgegen, da Saponine-Komplexe mit Cholesterin und Gallensäuren bilden

- bilden zusammen mit dem Cholesterin aus der Nahrung einen unlöslichen Komplex im Darm und hemmen somit die Absorption von Cholesterin

Antibiotische und immunologische Wirkung:

- aktivieren die T- und B-Zellen
- fördern die Bildung von

  Antikörpern
- regen die T-Lymphozyten dazu an, so genannte "Gedächtniszellen" zu bilden
- beugen der Entstehung von Dickdarmkrebs vor
- hemmen das Wachstum verschiedener Arten von Tumorzellen
- bekämpfen Krankheitserreger
- hemmen Entzündungen

Die Saponine werden nach ihrem chemischen Grundgerüst in zwei Gruppen unterteilt: Triterpensapogenine und Steroidsapogenine.

Secoiridoide (Secoiridoidglykosid)
Iridoidderivate, bei denen der Cyclopentan gespalten wurde; häufig mit nach der Spaltung neu geschlossenem sechsgliedrigem Lactonring; R = meistens Glucose.

Symbiose
Ein „Zusammenleben" zum gegenseitigen Nutzen.

Terpene
Terpene sind eine sehr vielfältige chemische Gruppe von Naturstoffen, die u.a. Bestandteile der meisten ätherischen Öle sind. Viele Terpene sind unter anderem Kohlenwasserstoffe. Ihr Baustein ist der Kohlenwasserstoff Isopren, man teilt sie nach der Anzahl der Isopreneinheiten ein:

	Anzahl der Isopreneinheiten
Monoterpene	2
Sesquiterpene	3
Diterpene	4
Triterpene	6
Tetraterpene	8

Triterpene (Triterpenoide)
Triterpene sind eine Gruppe von Naturstoffen, die bislang über 4000 Verbindungen umfasst. Sie treten im Gegensatz zu den anderen Terpenen relativ selten in der Natur auf, vor allem in Extrakten, Harzen und Balsamen von Pflanzen. Triterpene entstehen biosynthetisch aus 6 Isopreneinheiten. Dies geschieht durch Kopf-Kopf-Addition von je 2 Molekülen Farnesyldiphosphat zum Squalen, der

Grundsubstanz aller Terpene und Steroide. Aus unterschiedlichen Faltungsmöglichkeiten des Squalens auf der Enzymoberfläche lassen sich verschiedene polycyclische Ringsysteme für die Triterpene ableiten. Die Triterpene umfassen mehrere Substanzklassen mit zahlreichen biologisch wichtigen Vertretern. In den Pflanzen entweder in freier Form vorliegend oder als Aglykone von Triterpensaponinen vorkommend. Zu ihnen gehören auch die Steroidhormone, Steroidsaponine, Steroidalkaloide, D-Vitamine, Gallensäuren u.s.w.

vasodilatorisch
blutgefäßerweiternd

Wirtszelle
Zelle, die eingeschleuste virale DNS oder Plasmide vermehrt und /oder ein gewünschtes Produkt herstellt.

Register

Aziz NH et al.: "Comparative antibacteria and antifungal effects of some phenolic compounds". Microbios. 93 (374) 43-54, 1998.

Baehr V v , Bieger, Baehr R v: „CFS – Chronisch Fatigue Syndrome", Zelluläre Immunologie, Ausgabe 01/2000 INFO 141.

Benavente-García O, Castillo J, Lorente J, Ortuno O and Del Rio JA (2000): "Antioxidant activity of phenolics extracted from Olea europaea L. leaves", Food Chemistry, 68: 457-462

Bertelli A, et al.: Effect of some white wine phenols in preventing inflammatory cytokine release. Drugs Exp. Clin. Res. 2002, Vol. 28, pp 11-15

Bisignano G et al.: "On the in vitro antimicrobial activity of oleuropein and hydroxytyrosol". J Pharm Pharmacol. 1999;51(8):971-4.

Bisignano G, Lagana MG, Trombetta D, Arena S, Nostro A, Uccella N, Mazzanti G, Saija A: "In vitro antibacterial activity of some aliphatic aldehydes from Olea europaea L.", FEMS Microbiol Lett. 2001 Apr 20;198(1):9-13.

Bors W, Hellers W, Michel C and Saran M (1990a): "Radical Chemistry of flavonoid antioxidants. In Emerit (Ed.), Antioxidants in therapy and preventive medicine". (Vol 1, pp.165-170) New York: Plenum Press.

Bors W, Hellers W, Michel C and Saran M (1990b): "Flavonoids as antioxidants: Determination of radical-scavenging efficiencies. In L. Packer & A.N. Glazer (Ed.), Methods in enzymology (Vol 186, pp 343-355)". San Diego, CA: Academic Press.

Bourquelot E et al.: "Sur l'Oleuropeinnouveau principle de nature glucosidique retire de l'olivier (Olea europaea L.)" Comptes Rendus Hebdomadaires des Seances de L'Academie des Sciences. Paris, 147:533, 1908.

Cherif S et al.: "A clinical trial of a titrated Olea extract in the treatment of essential arterial hypertension". J Pharm Belg. 1996;51(2):69-71. Service de Cardiologie, Hopital Militaire, Tunis.

Cruess WVand Alsberg CL: "The bitter glucoside of the olive." Journal of the American Chemists Society, 56:2115-7, 1934.

Deiana M, Aruoma OI, Bianchi ML et al.: "Inhibition of peroxynitrite dependent DNA base modification and tyrosine nitration by the extra virgin olive oil-derived antioxidant hydroxytyrosol. Free Radic. Biol. Med. 1999;26:762-9.

De la Puerta R., Ruiz Gutierrez V, Hoult JR: "Inhibition of leukocyte 5-lipoxygenase by phenolics from virgin olive oil". Biochem. Pharmacol. 1999;57:445-9.

Department of Pharmacology and Toxicology, Tunis, Tunisia, "Hypotension, hypoglycemia and Hypouricemia recorded after repeated administration of aqueous leaf extract of Olea europaea", Belgian Pharmacology Journal, 49 (2), 101-8, March-April 1994.

Die Arzneimittellehre des Dioskurides.

Duke JA: "Handbook of Phyto-chemical constituents of gras herbs and other economic plants".

Elliott GA et al.: "Preliminary safety studies with calcium elenolate, an antiviral agent." Anti-microbial Agents & Chemotherapy, American Society for Microbiology, 173-76, 1969, 1970.

Fleming HP et al.: "Antimicrobial properties of Oleuropein and products of its hydrolysis from green olives", Microbiology, 26(5):777-782, Nov. 1973.

Furneri PM, Marino A, Saija A, Uccella N, Bisignano G: "In vitro antimycoplasmal activity of oleuropein". Int. Antimicrob Agents. 2002 Oct; 0(4):293-6.

Furneri PM, Piperno A, Sajia A, Bisignano G: "Anrimycoplasmal Activity of Hydroxytyrosol". Antimicrob Agents Chemother. 2004 Dec;48(12):4892-4.

Gariboldi P et al.: "Secoiridoids from Olea europea" Phytochemistry, 25 (4) 865-69, 1986.

Gonzalez M.et.al.: "Hypoglycemic activity of olive leaf." Planta Medicine Dec, 58 (6): 513-5, 1972. Departmento de Farmacologia, Universidad de Granada, Spain.

Gutierrez F, Jimenez B, Ruiz A, Albi MA: "Effect of olive ripeness on the oxidative stability of virgin olive oil extracted from the varieties picual and hojiblanca and on the different components involved". J Agric. Food Chem 1999; 47:121-7.

„Hagers Handbuch der Pharmazeutischen Praxis", Band 5., Springer, Berlin 1993, Schütte H, Schulz V, Hänsel R et al.

Hanbury D. "On the febrifuge properties of the olive (Olea europea, L.)", Pharmaceutical Journal of Provincial Transactions, pp. 353-354, 1854.

Hansen K, Adsersen A, Christensen SB, Jensen SR, Nyman U, Smitt UW: "Isolation of an angiotensin converting enzyme (ACE) inhibitor from Olea europaea and Olea lancea". Phytomedicine 2 (4), 319-325, 1996.

Hegi G: Illustrierte Flora von Mitteleuropa Band V/3, A. Pichlers Witwe und Sohn, Wien 1935 S. 1934-44

Heinze JE et al.: "Specificity of the antiviral agent calcium elenolate", Antimicrobial Agents & Chemotherapy., 8 (4), 421 - 25, 1975.

Hirschman SZ, "Inactivation of DNA polymerases of Murine Leukaemia viruses by calcium elenolate", Nature New Biology, 238:277-79, 1972.

Inouye H, Yoshida T, Tobita S, Tanaka K, Nishioka T: "Tetrahedron Letters" 28, 2459, 1970.

Juven B, Samish Z, Henis Y: "Identification of oleuropein as a natural inhibitor of lactic acid fermentation". Israel J Agr Res 18, 137—138, 1968.

Juven B. et al.: "Studies on the mechanism of the antimicrobial action of Oleuropein." Journal of Applied Bacteriology, 35:559-67, 1972.

Khayyal MT, el-Ghazaly MA, Abdallah DM, Nassar NN, Okpanyi SN, Kreuter MH, Department of Pharmacology, Faculty of Pharmacy, Cairo University, Cairo, Egypt. „Blood pressure lowering effect of an olive leaf extract (Olea europaea) in L-NAME induced hypertension in rats". Arzneimittelforschung, 2002;

52(11): 797-802.

Koch H, Bittmann B: Olea europaea, Wissenschaftliches Erkenntnismaterial. Kooperation Phytopharmaka Bonn 1987.

Kohyama N, Nagata T, Fujimoto S, Sekiya K: "Inhibition of arachidonate lipoxygenase activities by 2-(3,4-dihydroxyphenyl)ethanol, a phenolic compound from olives". Biosci. Biotechnol. Biochem. 1997;61:347-50.

Konlee M: "The olive leaf." Positive Health News, No.11, Spring 1996 (Keep Hope Alive, PO Box 27041, West Allis, WI, 53227.)

Kosak R, Stern P: „ Pharmakologie des blutdrucksenkenden Prinzips der Olivenblätter",

Arzneimittel-Forschung 1972, 22:1476-86

Koutsoumanis K, Tassou CC, Taoukis PS and Nychas GJ (1998): "Modelling the effectiveness of a natural antimirobial on Salmonella enteriditis as a function of concentration, temperature and pH, using conductance measurements". J. Appl. Microbiol., 84:981-987

Kubo I. et al.: "A multi-chemical defense mechanism of bitter olive Olea europaea (Oleaceae): Is Oleuropein a phytoalexin precursor?" Journal of Chemical Ecology, 11 (2):251–63, 1985.

Kubo A, Lunde CS, Kubo I: "Antimicrobial activity of the olive oil flavor compounds". J Agric. Food Chem. 1995; 43:1629-33.

Lee-Huang S et al.: "Anti-HIV activity of olive leaf extract (OLE) and modulation of host cell gene expression by HIV-1 infection and OLE treatment", Biochem Biophy Res Commun. 2003 Aug. 8; 307(4): 1029-37. Department of Biochemistry, New York University School of Medicine, New York, NY 10016, USA

Le Tutour B, Guedon D: "Antioxidative activities of Olea europaea leaves and related phenolic compounds". Phytochemistry. 1992; 31(4): 1173-8

Lingelsheim A: "Oleaceae. Oleolidae. Fraxinae et Syringeae"
in A. Engler: Das Pflanzenreich, Band LXXII, Berlin, 1920

Manna C, Galletti P, Cucciolla V, Moltedo O, Leone A, Zappia V: "The protective effect of the olive oil polyphenol (3,4-dihydroxyphenyl)-ethanol counteracts reactive oxygen metabolite-induced cytotoxicity in Caco-2 cells". J Nutr. 1997;127:286-92.

Masella, R, Cantafora A, Modesti D et al.:

"Antioxidant activity of 3,4-DHPEA-EA and protocatechuic acid: a comparative assessment with other olive oil biophenols". Redox. Rep. 1999;4:113-21.

Markin D. et al.: "In vitro antimicrobial activity of olive leaves", Mycoses 2003 Apr; 46:132-6. Department of Microbiology, Rappaport Faculty of Medicine, Technion-Institute of Technology, Haifa, Israel

Metcalfe CR, Chalk, L: Anatomy of the Dicotyledons Oxford University Press, 2. Aufl., 1987-1989, 3 Bände

Micol V, Caturla N, Perez-Fons L, Mas V, Perez L, Estepa A:
"The olive leaf extract exhibits antiviral activity against viral haemorrhagic septicaemia rhabdovirus (VHSV)".
Antiviral Res. 2005 Apr 18.

Monographie Kommission E: Oleae folium (Olivenblätter), Erscheinungsdatum Bundesanzeiger: 17.1.1991, Heft 11

Moreno E, Pérez J, Ramos-Cormenzana A and Martínez J: "Antimicrobial effect of waste water from olive oil extraction plants selecting soil bacteria after incubation with diluted waste". Microbios 51:169-174, 1987

Natarajan K et al.: "Caffeic acid phenethylester is a potent and specific inhibitor of activation of nuclear transcription factor NFkb Proc". Natl. Acad. Sci. 93 (1996) 9090 - 9095.

Nicolson G.L., Nasralla M, Hier J., Erwin R., Nicolson N.L. and Ngwenya R:
"Mycoplasmal infections in chronic illnesses: Fibromyalgia and Chronic Fatigue Syndromes, Gulf War Illness, HIV-AIDS and Rheumatoid Arthritis".
Medical Sentinel 1999; 4: 172-176.

Nicolson GL: "The role of microorganism infections in chronic illnesses: support for antibiotic regimens". CFIDS Chronicle 1999; 12(3): 19-21.

Nicolson GL, Nicolson NL: "Chronic Fatigue illness and Operation Desert Storm". J Occup Environ Med (1996) 38: 14-16.

Onderoglu S, et al. "The evaluation of long-term effects of cinnamon bark and olive leaf on toxicity induced by streptozotocin administration to rats". J Pharm Pharmacol.

1999;51(11):1305-12.

Owen RW, Giacosa A, Hull WE, Haubner R, Spiegelhalder B, Bartsch H: „The antioxidant/-anticancer potential of phenolic compounds isolated from olive oil". Eur. J Cancer 2000; 36:1235-47.

Owen RW, Mier W, Giacosa A, Hull WE, Spiegelhalder B,
Bartsch H: "Phenolic compounds and squalene in olive oils:
the concentration and antioxidant potential of total phenols,
simple phenols, secoiridoids, lignansand squalene". Food Chem. Toxicol. 2000;38:647-59.

Pallas E, Journal Universel des Sciences

Medicales, tome xlix, p. 257, 1828.

Pallas E, Receul de Memoires de Medecine, de Chirurgie, et de Pharmacie Militaires, vol xxiii, p. 152, 1827.

Pallas E, Receul de Memoires de Medecine, de Chirurgie, et de Pharmacie Militaires, vol xxvi, p. 159, 1829.
Panizzi L et al.: "The constitution of Oleuropein, a bitter glucoside of the olive with hypotensive action." Gazz. Chim. Ital., 90:1449-85, 1960.

Paredes MJ, Monteleolina-Sanchez M, Moreno E, Perez J, Ramos-Cormenzana A, Martinez J, Chemosphere 15, 659—664, 1986.

Pérez J, de la Rubia T, Moreno J and Martínez J:

"Phenolic content and antibacterial activity of olive oil waste waters". Environ. Toxicol. Chem. 11:489-495.1992

Pérez J, Sáez L, de la Rubia T and Martínez J: "Phanerochaete flavido-alba ligninolytic activities and decolorization of partially bio-depurated paper mill wastes". Water Res. 31:495-502.1997

Paredes MJ, Moreno E, Ramos-Cormenzana A, Martiniz J, Chemosphere 16, 1557—1564, 1987.

Pasquale AD et al.: "HPLC analysis of Oleuropein and some flavonoids in leaf and bud of Olea europaea L." Il Farmaco,

46(6):803-815, 1991.

Petkov V: "Plants with hypotensive, antiatheromatous and coronary-dilating action." American Journal of Chinese Medicine, VII(3):197-236, 1979.

Petkov V, Manolov P: "Pharmacological analysis of the iridoid Oleuropein", Drug Research 22 (9); 1476 :86, 1972.

Petroni A., Blasevich M, Papini N, Salami M, Sala A, Galli C: "Inhibition of leukocyte leukotriene B4
production by an olive oil-derived phenol identified by mass-spectrometry". Thromb. Res. 1997;87:315-22.

Petroni A, Blasevich M, Salami M, Papini N, Montedoro GF and Galli C. (1995). "Inhibition of platelet agregation and eicosanoid production by phenolic components o f oliven oil". Thromb Res., 78:151-160

Pieroni A, Heimler D, Pieters L, van Poel B, Vlietinck AJ: „In vitro anti-complementary activity of flavonoids from olive (Olea europaea L.) leave", Pharmazie 1996;51:765-8.

Privitera JR, Olive Leaf Extract: A New/Old Healing Bonanza for Mankind, (Covina, CA: Nutriscreen, Inc., 1996).

Rauwald HW et al.: "Screening of nine vasoactive medicinal plants for their possible calcium antagonistic activity. Strategy of selection and isolation for the active principles of Olea europaea and Peucedanum ostruthium. Phytotherapy Research. 1994,8:135-140.

Renis H.E.: "In vitro antiviral activity of calcium elenolate." Antimicrobial Agents and

Chemotherapy, 167-72, 1970.

Renis H: "Inactivation of DNA polymerases of Murine leukemia viruses by calcium elenolate". Nature New Biol. 1972; Aug. 30; 238(87):277-9.

Renis H: "Inactivation of myxoviruses by calcium elenolate". Antimicrob. Agents and Chemother., 1975, Aug. 8(2):194-9.

Ritchason J: Olive Leaf Extract -Potent Antibacterial, Antiviral and Antifungal Agent, Woodland Publishing Inc., PO Box 160, Pleasant Grove, Utah 84062, 1999.

Rodriguez MM, Perez J, Ramos-Cormenzana A, Martinez J: "Effect of extracts obstained from olive oil mill waste waters on Bacillus megaterium ATCC 33085", J Appl Bacteriol 64, 219—225, 1988

Romani A et al: "Extraction, purification procedures and HPLC-RI analysis of carbohydrates in olive (Olea europaea L.) plants." Chromatographia. 1994;39(1/2):35-9

Samuelson G: "The blood pressure lowering factor in leavcs of Olea europaea." Farmacevitisk Revy,
15:229-39, 1951.

Schneider G, Kleinert W: "Zur Morphologie und Anatomie der Olivenblätter". Planta Med 22(2) (1972) 109-116

Somova LI, Shode FO, Mipando M: "Cardiotonic and antidysrthythmic effects of oleanolic and ursolic acidas, methylmaslinate and uvaol". Phytomedicine 2004 Feb;11(2-3): 121-9

Soret MG: "Antiviral activity of calcium elenolate on parainfluenza infection of hamsters." Antimicrobial Agents and Chemotherapy, 160-6, 1969.

Stich HF, Rosin MP: "Naturally occurring phenolics as antimutagenic and anticarcinogenic agents". Adv. Exp. Med. Biol. 177 (1984) 1 - 29.

Tassou CC et al.: "Effect of phenolic compounds and Oleuropein on the germination of Bacillus cereus T spores." Biotechnology Applied Biochemistry, 13:231-237, 1991.

Tassou CC et al.: "Inhibition of Staphylococcus aureus by olive phenolics in broth and in a model food system." Journal of Food

Protection, 57(2):120-124, Feb. 1994.

Tassou CC and Nychas GJ: "Inhibition of Salmonella enteriditis by oleuropein in broth and in a model food system". Lett. Appl. Microbiol., 20: 120-124, 1995.

Visioli F, Bellosta S and Galli C (1998 a): "Oleuropein, the bitter principle of olives, enhances nitric oxide production by mouse macrophages".
Life Sci., 62: 541-546.

Visioli F, Bellomo G and Galli C (1998 b): "Free radical-scavenging properties of olive oil polyphenols". Biophys. Res. Commu.,

247: 60-64

Visioli F and Galli C: "Oleuropein protects low-density lipoprotein from oxidation."
Life Sciences, 55 (24), 1965-71, 1994.

Visioli F, Galli C: "The effect of minor constituents of olive oil on cardiovascular disease".
New findings. Nutr. Rev. 56 (1998) 142 - 147.

Walker M: Olive Leaf Extract - Nature's

Antibiotic, New York; Kensington, 1997,
ISBN 1-57566-226-4

Walker M: "Olive leaf extract: The new oral treatment to counteract most types of pathological organisms."

Explore! 7(4):31-37, Sept. 1996.

Zarzuelo A et al.: "Vasodilator effects of olive leaf." Planta Medicine, 57 (5), 417-19, 1991.

Ziyyat A et al.: "Phytotherapy of hypertension and diabetes in oriental Morocco." Journal of Ethnopharmacology Sept, 58 (1):45-54, 1997. Dept. of Biology, University Mohamed the First, Faculty of Sciences, Oujda, Morocco.

Buchempfehlung:
Pies, Josef
Olivenblatt-Extrakt
ISBN 3-932098-76-5

Botanischer Name:
Olea europpaea L.

Pflanzenfamilie:
Oleaceae (Ölbaumgwächse)

Gattung: Olea

Art: Olea europaea L.
(Echter Ölbaum)

Es gibt allein im Mittelmeerraum über 1.000 Sorten von Olivenbäumen, darunter ist eine große Vielfalt in Italien.

Deutscher Name:
Olivenbaum oder Ölbaum

Aussehen: Knorriger Baum mit stark verzweigten Ästen und schmalen silbriggrünen Blättern

Alter: Seit 4.000 Jahren bekannt

Lebenserwartung:
Die wilden Olivenbäume bis zu 1.000 Jahre

Die bisherige bekannteste Altolivenbäume:
Die Olivenbäume im Garten Gethsemane in Jerusalem und am Fuße der Akropolis. Sie sind ungefähr 2.000 Jahre alt

Eigenschaft:
Sehr zähe und anpassungsfähige Natur. Braucht wenig Wasser und viel Sonne, mag keinen Frost. Sie wachsen auf steinigen oder trockenen Böden, auf Hängen oder in Ebenen. Ihre Wurzeln reichen bis zu sechs Meter tief ins Erdreich und versorgen Stamm und Äste auch bei lang anhaltender Trockenheit mit dem Leben spendenden Nass.

Verbreitung:
Alle Anbaugebiete des Olivenbaumes liegen überweiegend zwischen dem 30. und 45. Grad nördlicher bzw. südlicher Breite. Ca. 3.000 v. Chr. verbreitete der Olivenbaum sich von Mesopotamien aus über Kleinasien und den gesamten Mittelmeerraum
Der Olivenbaum kann hohe Hitze ertragen und gilt als Charakterpflanze der mediterranen Flora.

Stamm: langsam wachsend, reich verzweigt, mit grüngrauer, glatter Rinde, bis zu 20m hoch.

Blätter: Oberseite graugrün. Unterseite silbrig. Sie sind immergrün und erneuern sich etwa alle drei Jahre.

Früchte: eine Kernfrucht, grüne Oliven und violette bis schwarze Oliven.

Blüten und Blütezeit:
Sie sind zartgelb und weiß, jenach Region: April bis Anfang Juni

Erntezeit:
Früchte: November bis Februar

Notizen: